**오늘 밤,
당신의 도착지는
숙면입니다**

오늘 밤,
당신의 도착지는
숙면입니다

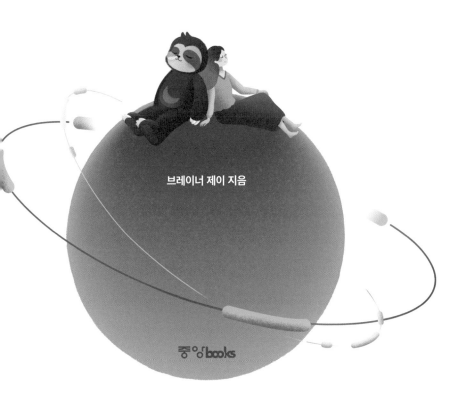

브레이너 제이 지음

중앙books

이제 안심하세요.

당신도 숙면할 수 있어요.

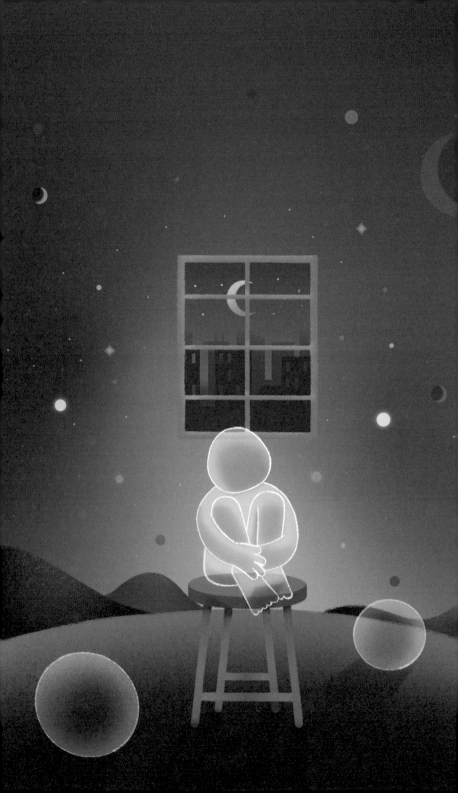

숙면으로의 여정을 시작하며

Dear. 숙면여행자(잠에 어려움이 있는 분, 질 좋은 잠을 자고 싶은 분, 더 나은 생활을 희망하는 분, 그리고 숙면여행에 관심이 있는 모든 분들).

안녕하세요, 당신의 숙면을 책임질 브레이너 제이입니다. 저는 2018년도부터 유튜브를 비롯한 각종 소셜 미디어 매체와 강연들을 통해 '당신의 숙면을 책임지겠다'는 다소 진지한 표현과 함께 많은 사람들의 질 좋은 잠을 돕고자 노력해왔습니다. 왜냐하면 잠은 잠에서 끝나는 것이 아닌, 우리의 몸과 마음, 생활 전반에 영향을 미치는 가장 원초적인 욕구이기 때문이며, 잠에 문제가 생길 경우 삶과 건강에까지 영향을 줄 수 있기 때문입니다. 이러한 이유로 저에게 있어 사람들의 숙면을 돕겠다는 것은 사람들의 삶을 돕겠다는 말이며, 그렇기에 보다 진지하고 책임감 있는 마음으로 접근해야 한다고 생각했습니다. 한 개인의 주관적인 견해와 취향에 따르는 것이 아닌, 과학적인 근거와 원리들을 바탕으로 가장 안전하고 효과적인 해결책을 탐색하고 제시함으로써 말입니다.

수면은 본래 자연스러운 것

수면에 관한 칼럼이나 강연, 인터뷰를 할 때면 제가 항상 빼놓지 않고 강조하는 이야기가 있습니다. 생명체의 오랜 진화과정 속에서 최소 수천만에서 수억 년 전부터 생물학적으로 자리 잡혀온 시스템이 있는데, 그것이 바로 '수면Sleep'이라고 말입니다. 수면은 생명의 주요 상태인 '깨어 있음Wake'에 반대되면서도 '수면Sleep-각성Wake'이라는 사이클Cycle을 만들어내며 함께 상보적으로 발전해왔습니다. 이 말인즉, 잠이란 것은 쉽게 망가지거나 사라질 수 없는 강력한 생명의 원동력으로 작용해왔음을 뜻합니다.

하지만 그럼에도 불구하고, 언제부터인가 이토록 자연스러운 본능에 문제가 생기기 시작했다는 것은 현재의 우리 삶 속에 균형을 깨뜨리거나 부자연스럽게 만드는 거대한 저항력이 생겼다는 것을 시사합니다. 마치 수백 개의 톱니바퀴가 서로 조화롭게 맞물려 돌아가던 상태에서, 한두 개의 톱니바퀴에 이물질이 끼거나 그것들만 반대로 돌아가려 하는 장면을 떠올려

볼 수 있습니다. 아마 전체적인 톱니바퀴의 움직임에 영향을 주거나 심각한 경우에는 전혀 작동하지 못하게 만들 수도 있을 겁니다.

이러한 관점에서, 우리는 외부 환경이나 물질들(대표적으로 침구나 수면 관련 제품들)의 도움을 받기에 앞서, 우리의 삶 속에서 수면에 브레이크를 걸고 있는 저항 요인이 무엇인지를 먼저 살펴볼 필요가 있습니다.

그동안 많은 사람들은 사회에서 정의한 '성공'이란 이상을 좇는 과정에서 '잠을 줄여야 성공할 수 있어' '잠은 사치야' '잠은 죽어서나 자는 거야'와 같이 잠을 불필요하게 여겨온 문화 속에 길들여져 왔습니다. 특히 OECD 국가들 중 대한민국이 가장 수면 부족이 심각한 나라로 손꼽히는 이유도 이러한 인식들이 반영된 사회적 현상이라고 볼 수 있습니다. 오늘날 경제적으로 발전을 대거 이룩한 선진국들, 또 급격히 성장 중인 개발도상국들에서 유독 수면장애 환자가 급증해가고 있다는 사실은 이에 대한 명확한 방증일 것입니다.

이 책은 당신에게 수면을 단순하되 '가장 자연스러운 방식'으로 접근할 수 있도록 안내할 것입니다. 앞서 강조했듯, 수면을 망가뜨리는 생활 속, 마음속 저항 요인들을 먼저 발견하고 해소할 수 있도록 도움으로써 말입니다.

모든 여행에는 출발지와 도착지가 있습니다. 당신이 만약 고달픈 불면의 나날들을 보내고 있었다면 그것은 당신의 출발지일 뿐입니다. 그동안의 고통과 불편함은 당신을 이번 여정에 뛰어들게 하여 더 나은 삶으로 나아갈 수 있도록 만든 감사한 계기가 되어주었습니다. 이 책과 함께라면 조만간 당신은 '숙면Deep Sleep'이란 도착지에 도착하여 편히 쉬고 있을 자신을 만나게 될 것입니다.

나아가 기간이 얼마나 걸리든, 과정이 얼마나 고되든 여행을 더욱 아름답고 의미 있게 만드는 것은 바로 여정 중에 경험하는 '스토리'일 것입니다. 여행 가이드는 여행을 안전하게 안내해줄 뿐, 여행자의 경험을 대신해주거나 함부로 강요할 수 없습니다. 따라서 책 속에 소개된 여정들을 하나둘 따라가보며 당신만의 스토리를 발견하고 당신의 말과 글로 직접 기록해보세요. 여정의 스토리와 결말은 전적으로 당신의 것입니다.

언제든 당신을 도와 줄 숙면안내서

이 책은 전문 지식의 학습이나 교육을 목적으로 쓰인 것이 아닌, 숙면여행자들을 위한 실용적인 가이드북입니다. 따라서 책의 첫 페이지부터 끝까지 순차적으로 읽어나갈 필요는 없습니다. 매일 펼쳐보며 가슴에 와닿는 내용만 읽어 보거나, 그때그때 필요할 때마다 꺼내어 도움이 될 것 같은 구간만 읽어보는 방식도 모두 다 좋습니다. 당신이 잠에 관한 새로운 인식을 받아들이고 생활 속 행동에 작은 변화라도 얻게 된다면, 그것이 이 책이 쓰인 모든 이유입니다.

그동안 깊은 신뢰를 바탕으로 함께해온 모든 숙면여행자들께 진심으로 감사의 마음을 전합니다. 더 자주 소통하지 못하고 쌓여가는 궁금증들에 즉각 답변하지 못했던 아쉬움 또한 이번 책을 통해 해소될 수 있기를 바라봅니다.

조만간 이 책이나 안내자의 도움 없이도, 언제 어디서든 스스로 휴식을 취할 수 있고 '나'만의 자연스러움을 되찾아 건강하고 평온하게 살아갈 수 있기를 기원합니다.

온 진심을 담아
당신에게, 당신과 함께, 당신을 위해
브레이너 제이

잠 못 드는 밤,
당신을 솜니버스로
초대합니다.

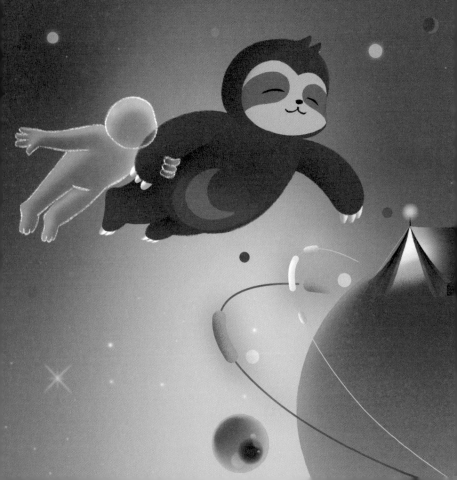

숙면여행의 세계관:
솜니버스와 솜니아

솜니버스에 오신 당신을 환영해요!

무수한 별이 떠 있는 광활한 우주Universe처럼 많은 사람들의 잠으로 이루어진 세계가 바로 솜니버스Somni-verse입니다. 그리고 그 속에, 당신을 위해 빛나는 하나의 별처럼, 당신만을 위한 잠의 공간인 '솜니아Somnia; 잠 또는 꿈을 뜻하는 라틴어 복수형 명사'가 존재합니다.

잠 못 드는 밤, 과거 혹은 미래 무언가에 매여 있을 당신의 의식은 숙면여행 가이드인 나무늘보의 도움을 받아 이곳 솜니버스로 여행을 오게 됩니다. 평소 늘 짊어진 채 살아가는 걱정이나 근심, 불안과 아픔의 짐들은 잠시 내려놓고, 휴식이 가득한 꿈과 잠의 세상 속에서 평화로운 숙면여행을 떠나보시기 바랍니다.

솜니아는 당신이 지치거나 힘들 때, 피로하거나 휴식이 필요할 때, 언제나 항상 그 자리에 존재하는 당신 내면의 안전기지가 되어줄 겁니다. 언제든 당신의 솜니아로 돌아와 휴식을 가지며 에너지를 충전해보시기 바랍니다.

솜니아가 필요한 날, 아래에 적힌 주문Spell을 가볍게 외워보세요. 당신의 마음속에 말을 건네듯 말이죠.

✦

"나는 언제나
안전하고 평온하다."

✦

_____ 님의 솜니아

당신의 숙면과 마음 건강에 가장 도움이 되는 가이드를 기록해보세요.
해당 영상이나 음원 또는 이 책에서 가장 도움되었던
내용과 해당 페이지를 남겨놓아도 좋습니다.
그렇게 당신만의 솜니아를 건설해보세요.

First Moon
BSM
Bedtime Sleep Meditation
숙면여행 채널에서 나에게 가장
도움되는 명상·이완요법 3가지

Second Moon
BSS
Bedtime Stories and Soundscapes
숙면여행 채널에서 나에게 가장
도움되는 음악 사운드 3가지

Somnia's Marquee
이 책에서 나에게 가장
도움되는 내용 3가지

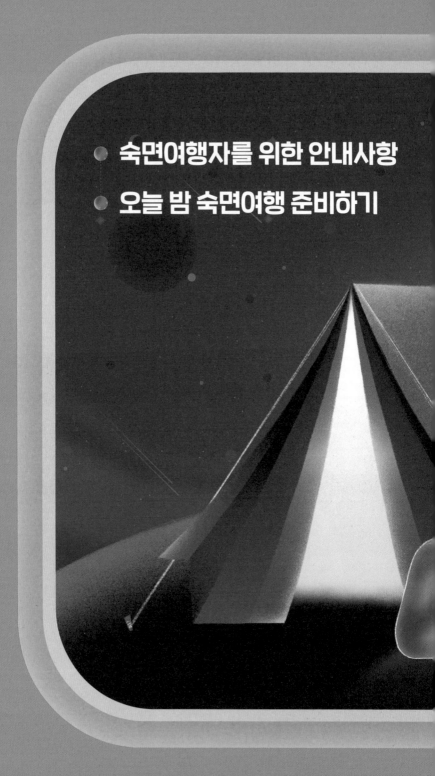

숙면여행자를 위한 안내사항

오늘 밤 숙면여행 준비하기

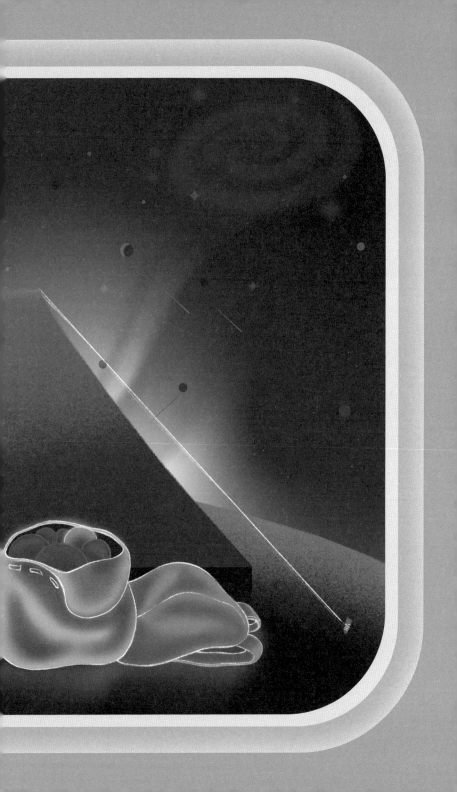

숙면여행자를 위한 안내사항

안녕하세요, 숙면여행자님.

당신은 지금 숙면여행의 입구이자 안내공간인 솜니코어의 마키에 도착해 있습니다. 이곳에서는 당신의 숙면여행을 위해 필요한 정보를 안내해드리고 있습니다.

먼저 이곳에는 숙면여행을 위한 총 다섯 개의 출발역이 있습니다. 다음에 나오는 셀프 체크 과정을 통해 오늘 밤 당신의 상태에 맞는 다섯 개의 역 중 한 곳으로 이동하여 관련된 승강장 번호를 찾습니다. 여행자님에게 맞는 출발역과 승강장을 선택했다면, 솜니버스에서 빛의 속도로 이동하는 포톤트레인을 타고 편안한 숙면여행을 떠나게 됩니다. 예를 들어, 오늘 밤 생각이 많아서 잠들기 어렵다면, 'D1. 생각이 많아 잠 못 드는 밤' 출발역의 1번 승강장 '정처 없는 생각의 흐름'에서 숙면여행을 출발하면 됩니다.

　본 여정에서는 총 5가지의 주제와 32가지의 증상별, 상황별 유형을 통해 마음과 생활의 문제를 해소할 수 있도록 안내합니다. 주로 생각, 스트레스, 감정, 생활습관(생활방식), 그리고 침실 환경 요인들에 대해 점검하고 인식이나 행동을 교정함으로써 말이죠. 그리고 이 과정에서 당신을 위한 맞춤 수면 코칭과 숙면 가이드가 제공됩니다. 이는 현재 당신이 갖고 있는 생각이나 감정, 스트레스 이면에 어떠한 기저 신념이나 욕구 등의 근본적 원인Root cause이 담겨 있는지를 스스로 확인할 수 있도록 돕습니다. 내면으로의 진정한 여행인 셈이죠. 인식을 전환해볼 수 있는 몇 가지의 핵심적인 코칭 질문들과 안내를 통해 스스로 내면을 바라보고 자신의 상태에 대해 메타인지하는 연습을 해볼 수 있습니다. 더불어, 상황별 맞춤 가이드와 행동 플랜들은 코칭 받은 내용을 생활 속에서 직접 실천해보며 상태를 개선해 나가기 위한 좋은 길라잡이가 되어줄 겁니다.

　그럼, 오늘도 여행자님의 안전하고 평화로운 숙면여행을 돕기 위해 최선을 다하겠습니다!

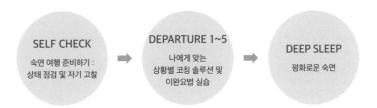

SELF CHECK	DEPARTURE 1~5	DEEP SLEEP
숙면 여행 준비하기 : 상태 점검 및 자기 고찰	나에게 맞는 상황별 코칭 솔루션 및 이완요법 실습	평화로운 숙면

（

오늘 밤 숙면여행 준비하기

안녕하세요, 숙면여행자님.

이곳에서는 솜니버스에 입성한 숙면여행자들의 건강 상태와 여행 출발지를 체크하고 본 여정으로의 안내를 돕고 있습니다. 매일 밤 숙면여행을 시작하기 전 아래의 질문들에 대해 스스로 묻고 답해보면, 자신에 대한 깊은 이해와 수면 문제 해결의 실마리를 찾는 데 도움이 될 것입니다.

각 질문의 목적은 옳고 그름의 기준 속에 스스로를 평가하기 위함이 아닌, 현재 자신의 몸과 마음 상태에 대해 있는 그대로 점검해보기 위함입니다. 각 질문들을 읽어보고, 당신의 몸과 마음이 대답하는 소리에 귀 기울여보세요. 만약 매일 비슷한 불편감을 느끼고 있다면, 무엇이 근본적인 원인이며 해결책이 될지 본 여정을 통해 적극적으로 찾아보기 바랍니다.

지금, 당신의 몸은 편안한가요?

- ☐ 몸에 통증이나 불편한 부위가 있나요?
- ☐ 뒷목, 어깨, 가슴에 긴장된 느낌이 있나요?
- ☐ 얼굴 표정이 편안한가요, 인상을 찌푸리고 있나요?
- ☐ 심장 박동의 빠르기가 어떠한가요?
- ☐ 숨의 깊이가 어떠한가요?
- ☐ 몸이 덥거나 춥나요?
- ☐ 배 속이 편안한가요, 더부룩한가요?

🚩 질병, 부상 등 건강상의 이유로 몸이 아프거나 불편한 여행자는 'D2. 스트레스로 인해 잠 못 드는 밤' 출발역의 6번 '신체적 스트레스' 승강장에서 숙면여행을 출발해보기 바랍니다.

🚩 감정적 고통으로 인해 몸이 긴장되고 불편한 여행자는 'D3. 마음속 감정들로 인해 잠 못 드는 밤' 출발역에서 현재 느끼고 있는 감정 상태에 가장 가까운 승강장으로부터 숙면여행을 출발하기 바랍니다.

🚩 생활적 요인으로 인해 몸이 각성되고 불편한 여행자는 'D4. 불규칙한 생활습관 때문에 잠 못 드는 밤' 출발역에서 가장 연관 있는 승강장을 선택해 출발해보세요. 또한 이 문제가 감정적 고

21

통이나 신체적 통증으로 이어지고 있다면 위에서 안내한 여정을 참고해보기 바랍니다.

⚑ 침실 환경의 요인으로 인해 몸이 불편한 여행자는 'D5. 침실 환경 때문에 잠 못 드는 밤' 출발역에서 가장 관련된 승강장을 선택해 출발해보세요. 또한 이 문제가 감정적 고통이나 신체적 통증으로 이어지고 있다면 위에서 안내한 여정을 참고해보기 바랍니다.

CHECK POINT 2

지금, 당신의 마음은 편안한가요?

☐ 머릿속이 가벼운가요?

☐ 어떤 기분과 감정이 느껴지나요?

☐ 생각이 많거나 과거의 기억이 떠오르나요?

☐ 당신 자신에 대한 평가가 긍정적인가요?

☐ 내일을 떠올리면 희망적인가요?

☐ 마음속에 스트레스가 있나요?

⚑ 끊이지 않는 생각, 잡념으로 인해 마음이 불편한 여행자는 'D1. 생각이 많아 잠 못 드는 밤' 출발역에서 현재 갖고 있는 생각 유

형에 가장 가까운 승강장으로부터 숙면여행을 출발하기 바랍니다. 만약 잡념이 주로 과거 시점이라면 2번 승강장에서, 미래 시점이라면 3번 승강장에서 출발하면 됩니다.

⚑ 일상 속 스트레스로 인해 마음이 긴장되고 불편한 여행자는 'D2. 스트레스로 인해 잠 못 드는 밤' 출발역에서 현재 겪고 있는 스트레스 유형에 가장 가까운 승강장으로부터 숙면여행을 출발하기 바랍니다. 주로 현실에 대한 스트레스는 1번과 2번 승강장에서, 미래와 관련된 스트레스는 3번과 4번 승강장에서, 사람과 관련한 스트레스는 5번과 6번 승강장에서 탑승하면 됩니다.

⚑ 주체할 수 없는 감정으로 인해 마음이 심란하고 불편한 여행자는 'D3. 마음속 감정들로 인해 잠 못 드는 밤' 출발역에서 현재 느끼고 있는 감정 상태에 가장 가까운 승강장으로부터 숙면여행을 출발하기 바랍니다.

⚑ 생활적 요인으로 인해 마음이 지치고 불편한 여행자는 'D4. 불규칙한 생활습관 때문에 잠 못 드는 밤' 출발역에서 가장 관련된 승강장을 선택해 출발해보며, 해당 문제로 인해 스트레스가 누적되었거나 주체할 수 없는 감정이 발생한다면 위에서 안내한 여정을 참고해보기 바랍니다.

지금, 당신의 침실(공간)은 편안한가요?

☐ 피부로 느끼는 방 안의 온도가 적절한가요?

☐ 휴식을 갖기에 충분히 조용한가요?

☐ 잠에 들 수 있을 만큼 충분히 어두운가요?

☐ 베개, 이불 등 침구류가 편안한가요?

☐ 침실 내 불쾌한 냄새가 있나요?

☐ 방 안이 건조하거나 습한 느낌이 있나요?

⚑ 방 안의 온도와 습도, 불빛 때문에 불편함을 느끼는 여행자는 'D5. 침실 환경 때문에 잠 못 드는 밤' 출발역에서 현재 침실 환경 상태에 가장 관련된 승강장으로부터 숙면여행을 출발하기 바랍니다. 만약 해당 문제로 인해 주체할 수 없는 감정이 발생한다면, 마음에 대해 안내한 위의 여정을 참고해보기 바랍니다.

⚑ 원치 않는 소음이나 악취 때문에 불편함을 느끼는 여행자는 'D5. 침실 환경 때문에 잠 못 드는 밤' 출발역에서 2번 승강장이나 5번 승강장을 통해 숙면여행을 출발하기 바랍니다. 만약 해당 문제로 인해 주체할 수 없는 감정이 발생한다면, 마음에 대해 안내한 위의 여정을 참고해보기 바랍니다.

⚑ 베개, 이불 등 침구류 때문에 불편함을 느끼는 여행자는 'D5. 침

실 환경 때문에 잠 못 드는 밤' 출발역의 4번 '불편한 침구' 승강장에서 숙면여행을 출발해도 좋으며, 만약 불편한 침구로 인해 불편한 감정이 발생하고 있다면 'D3. 마음속 감정들로 인해 잠 못 드는 밤' 출발역의 1번 승강장이나 3번 승강장에서 탑승하기를 바랍니다.

본 여정의 도착지는 '당신의 안전하고 평화로운 숙면'입니다. 매일 밤, 하루의 끝에서 스스로를 잠시 체크해보는 시간을 갖는 것만으로도 심신의 안정과 자기 수용력 향상, 긍정적인 자아상 및 자신감 형성 등에 도움을 줄 겁니다. 셀프 체크에 소요되는 시간은 3분이면 충분합니다. 취침 전 숙면을 준비하는 '첫 번째 루틴'으로 만들어보기 바랍니다.

JOURNEY MAP

DEPARTURE 1. **THOUGHT**

생각이 많아 잠 못 드는 밤

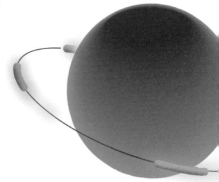

DEPARTURE 2. **STRESS**

스트레스로 인해 잠 못 드는 밤

DEPARTURE 3. **EMOTION**

마음속 감정들로 잠 못 드는 밤

DEPARTURE 4. LIFESTYLE

불규칙한 생활습관 때문에 잠 못 드는 밤

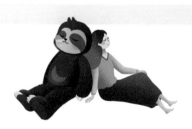

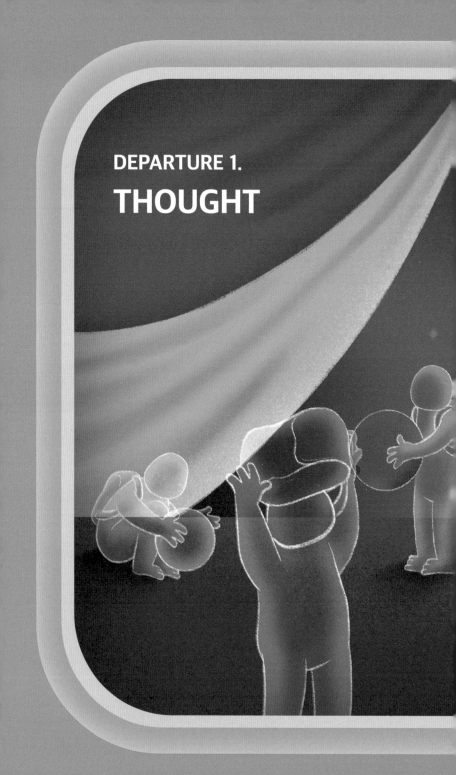

DEPARTURE 1.
THOUGHT

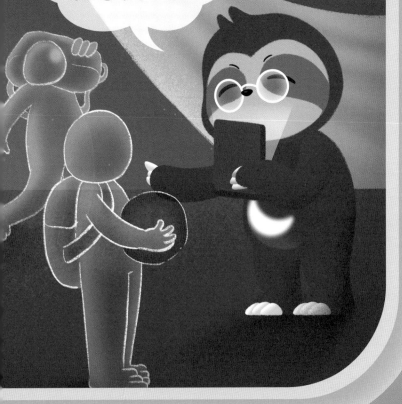

꼬리에 꼬리를 무는
정처 없는 생각의 흐름

SNS는인생의재미

불을 끄고 가만히 누워 있으면, SNS에서 본 재미 있는 동영상 내용이 자꾸만 떠올라서 잠을 잘 수가 없어요. 생각을 멈출 수가 없고 오히려 정신이 더 또렷해져요….

내안에생각이너무많아

잠만 자려고 하면 황당무계한 공상에 빠져서 미칠 것 같아요. 낮에 사무실에 앉아 일하던 걸 생각하다 갑자기 수능 날 수학 문제를 풀던 때로 흘렀다가, 다시 하이틴 영화 내용이 떠오르고…. 꼬리에 꼬리를 물며 생각 속에 갇힌 느낌이에요.

게임사랑

요새 빠진 게임을 머릿속에서 끊임없이 리플레이하게 돼요. 실제로 하는 것도 아닌데, 머릿속으로 '이렇게 해야지, 저렇게 해야지' 하다 보면 어느새 1시간이 흘러가 있고 다음 날이 걱정되기 시작해요.

생각이 많아 잠 못 드는 밤

꼬리에 꼬리를 무는 생각에 잠이 안 와 괴로운 날이 있습니다. 이러한 것을 '데이드림Daydream'이라고도 하는데 마치 깨어 있는 꿈처럼 정처 없는 생각의 흐름에 갇힌 공상을 말합니다. 현재 순간에 집중하기보다는 주로 과거에 경험한 것들과 미래에 있을 일들, 또는 영화나 게임에서 본 것 같은 판타지들이 뒤죽박죽 연결되어 나타나는 일종의 이야기 메들리와 같습니다. 이러한 데이드림은 낮에 깨어 있을 때도 일어나지만, 밤에 잠을 자려고 침대에 누웠을 때에 더 활발하게 일어나 잠을 방해합니다. 대체 왜 그럴까요?

잠들기 전, 더 열심히 일하는 뇌

인간의 뇌는 스펀지와 비슷합니다. 주변의 물이나 잉크를 빠르게 흡수하는 스펀지처럼 깨어 있는 동안 경험하는 것들을 빠르게 입력시키며 저장을 하는 기관이기 때문입니다. 그런데 재밌는 것은 낮 동안 들어온 수많은 정보들이 머릿속을 떠다니다 한밤중 휴식을 취할 무렵부터 비로소 처리되기 시작한다는 점입니다.[1-3] 휴식 중에는 신체 전반에 사용되던 에너지 소모량이 급격히 줄어들면서 정신 활동을 수행하기에 가장 최적의 시간이 되기 때문입니다. 어쩌면 더 이상의 외부 자극이나 의식적인 통제가 사라진 고요한 상태에서, 머릿속에 잔류하고 있던 많은 정보가 수면 위로 드러나는 것일 수도 있겠습니다.

이러한 상태는 일반적으로 뇌 속 '디폴트 모드 네트워크 Default Mode Network; DMN'라는 영역이 활성화되면서 나타나는 것으로 알려져 있습니다. 말 그대로 '디폴트(기본)' 상태로서, 깨어 있는 동안 전전두엽의 기능이 활발하여 무언가에 골똘히 집중하거나 의식적인 통제가 이루어지는 상태에서는 디폴트 모드 네트워크의 활동이 크게 드러나지 않고 잠잠합니다.[4-5] 카페에서 흘러나오는 배경음악처럼 항상 은은하게 깔려 있지만 친구와의 대화에 집중을 하고 있을 때에는 음악의 가사나 멜로디가 크게 신경 쓰이지 않는 것과 비슷합니다. 하지만 집중할 대상이 사라지고, 수동적인 활동 상태나 휴식에 접어들면 비로소 디폴트 모드 네트워크가 활성화되면서 마음의 방황과 잡념들이 일어나게 되는 것입니다.[6]

그런데 요즘 현대인들의 경우, 잠을 자려고 누웠을 때 유독 더 많은 생각이 올라오거나 통제할 수 없는 데이드림을 경험하는 경우가 많습니다. 이는 과거에 비해 현대사회에서 얻는 정보량 자체가 압도적으로 더 늘었기 때문인데, 항상 손에 쥐고 있는 스마트폰이 대표적인 원인이죠. 하루를 생활하며 더 많은 것을 보고 듣고 학습하며 살아가다 보니, 스펀지 같은 뇌의 입장에서는 일종에 '입력 과부하'가 걸린 셈입니다. 많이 섭취하는 만큼 많이 소화해야 하는 것은 어찌 보면 당연한 이야기이죠. 다행인지 불행인지, 과부하가 걸리면 쉽게 재부팅을 할 수 있는 전자기기와 달리 뇌는 재부팅을 할 수도, 강제 종료할 수 있는 스위치도 없습니다. 하지만 과부하가 걸린 뇌를 한 방에 재부팅하는 방법은 없을지 몰라도, 천천히 식혀주는Cool down 방법은 다행히도 존재합니다.

끝없는 생각으로 잠 못 드는 당신을 위한 수면 코칭

한밤중 일어나는 생각의 흐름과 데이드림 때문에 잠을 못 자고 있다면, 다음의 질문들을 스스로에게 한번 던져봅니다.

Q. 하루 중 SNS, 게임, 영화, 드라마 등 외부 정보와 자극에 매일 3시간 이상씩(공부나 업무용도 이외에) 노출되어 있나요?

→ YES: 미디어와 전자기기 사용량을 줄여보거나, 사용 욕구를 해소할 다른 대안이 있나요?

→ NO: 혹시 미디어 이외에 다른 방식(일이나 공부, 친구와의 대화, 독서 등)으로 정보를 많이 접하고 있지는 않나요?

살을 빼려면 운동을 많이 해서 섭취한 열량을 배출하거나, 식단을 조절해서 섭취량 자체를 줄여야 합니다. 누구나 아는 다이어트의 이치이죠. 마찬가지로 많은 감각 정보들을 섭취하는 무거운 방식의 삶에서 조금은 더 단순하고 가벼운 방식의 삶으로 전환시켜보는 것이 필요합니다. 재미있는 동영상이든, 유명인의 일상을 접할 수 있는 SNS든, 시간 가는 줄 모르고 빠져드는 게임이든, 많은 지식을 학습해야 하는 업무나 공부조차도 시간을 조금 줄여보거나 방식을 조정함으로써 숙면에 도움을 받을 수 있습니다.

만약 미디어 사용 시간을 줄이는 것이 현실적으로 느껴지지 않는다면, 미디어를 오래 사용함으로써 얻게 되는 불편함이나 불만족스러운 점은 없는지 체크해보는 것도 도움이 됩니다. 숙면을 비롯해 삶의 질을 높이는 행동과 현재의 미디어 사용 행동 사이에 무엇이 지금 나에게 더 필요한 행동인지를 스스로 자문해보는 것이지요.

Q. 하루 중 나만의 휴식 시간이나 다운타임이 있나요?

→ **YES:** 그럼에도 불구하고 많은 잡념으로 인해 잠드는 것이 어렵다면, 무언가에 의해 온전한 쉼을 방해받고 있지는 않나요? 쉼에 대한 명확한 정의가 필요해요!

→ **NO:** 하루 중 틈틈이 휴식 시간을 만들거나, 취침 전

다운타임을 최소 1시간 이상 가져볼 수 있나요?

빠르게 달려온 차를 브레이크 밟아 한순간에 멈춰 세울 수 없듯이, 취침하기 1~2시간 전부터는 뇌 활동을 가속시킬 만한 활동들을 멈추고 다운타임Down time; 텐션을 낮추는 개인 여가 시간을 가져보는 것이 도움될 수 있습니다. 수면 의학에서는 취침 전 이러한 휴식 시간을 '버퍼존Buffer zone; 완충 구간'이라고도 부릅니다. 일종의 관성이 붙어 앞으로 달려가는 자동차를 멈춰 세우는 시간(제동 시간)인 것이죠. 또는 하루 틈틈이 이러한 휴식 시간을 가져주는 것 또한 지나치게 뇌가 가열되는 상태를 예방할 수 있어 도움이 됩니다.

그리고 한밤중에 몰아닥치듯 진행되는 정보 처리 과정을 하루 틈틈이 나눠가짐으로써 취침 전 제동 시간을 줄이는 데에도 도움이 될 수 있습니다. 학업이나 업무를 보다가도 2시간마다 1~5분씩 잠시 멈춰서 휴식을 취하거나 명상을 하는 방법이 잡념과 근심이 너무 많은 이들에게 도움이 됩니다.

#브레이너 제이의 일상 속 숙면 가이드

❶ 정보 단식하기

살을 빼기 위해 불필요한 음식량을 줄이듯, 하루에 섭취하는 불필요한 정보량을 줄여보세요. 전자기기와 미디어 사용 시간을 하루 10~30분씩 줄여보는 것으로 시작해도 좋습니다.

❷ 일과 중 나만의 다운타임 갖기

낮 동안 30분 정도의 산책과 함께 머리를 식혀주는 시간을 가져보세요. 또는 2시간마다 틈틈이 5분 내외의 짧은 휴식을 가져보는 것도 매우 좋은 방법입니다.

❸ 취침 전 이완 루틴하기

몸과 마음의 상태를 안정시키기 위해, 취침 전 60~90분 동안 가급적 온갖 콘텐츠(정보를 담은 미디어)를 멀리하고, 신체 감각에 집중할 수 있는 셀프 지압이나 폼롤러 스트레칭, 움직임 명상 등을 실천해보세요. 달리던 차를 멈춰 세우기 위한 충분한 버퍼존이 되어줄 겁니다.

이미 지나간
과거의 회상과 후회

🗨 **후회만100번째**

몇 년 전, 친구와 싸우고 연락을 서로 끊었습니다. 낮에는 그 일이 생각나지 않는데 밤만 되면 이상하게 자꾸 생각이 나요. '그때 내가 다르게 말했으면 어땠을까' '이렇게 행동할걸 그랬어' 같은 생각들에 잠이 오지 않아요….

🗨 **알바는힘들어**

편의점 알바를 할 때 술 취한 손님이 제게 못된 말을 하며 시비를 걸었어요. 그때는 그냥 얼른 보내버리려고 웃으면서 대응했는데 다시 생각해보니 저도 좀 더 강하게 나가지 못한 게 후회스럽더라고요. 분해서 잠이 오질 않아요.

🗨 **날판단하지마**

직장 상사가 웃으면서 '넌 생각이 없어 좋겠구나'라고 말했어요. 그때는 농담처럼 지나갔는데 생각할수록 기분이 나쁘더라고요. 날 무시하는 의도였을까? 내가 뭘 잘못했나? 곱씹으며 그 의도를 생각하다 보니 잠이 달아나버렸어요.

잠자기 전 과거에 있었던 특정 기억들이 떠올라 뒤척이며 잠 못 이루는 경험을 누구나 해보았을 겁니다. 낮에 경험했던 사건들은 때때로 한밤중 모든 외부 자극이 사라진 고요한 시간에 내면을 어지럽게 만드는 소음이 되기도 합니다. 경험한 사건의 강도가 강하면 강할수록, 잔상이 더 선명하게 남아 후회와 회상, 반추 등 긴 생각이 계속 이어집니다.

통제할 수 없는 강렬한 과거의 기억들

　일반적인 잡념과 달리, 소위 '흑역사'나 '침대 위 이불킥'을 하게 만드는 기억들은 재료가 좀 다르다고 할 수 있습니다. 강렬한 인상을 남긴 사건으로부터 해당 기억이 형성된 것이기 때문에 그 기억이 떠올랐을 때 반응하는 강도도 유독 더 클 수밖에 없습니다. 쉽게 말하자면, 격렬한 감정들이 동반되어 있는 생각의 흐름이라고도 볼 수 있죠.

　실제로 많은 사람들이 이러한 과거의 기억에 의해서 수면에 문제를 경험하는 경우가 많습니다. 가장 대표적인 경우가 트라우마Trauma입니다. 실제로 과거에 트라우마를 겪은 후 갖게 되는 외상 후 스트레스 장애Post-Traumatic Stress Disorder; PTSD 증상 중에는 잦은 악몽을 통해 트라우마 당시의 사건을 반복적으로 경험하기도 하고, 깨어 있는 중에 공상이나 회상을 통해서 스트레스를 겪는 것 등이 알려져 있습니다. 또는 취침 전 인지적이거나 정서적인 과각성으로 인해 불면증이 악화되는 사례들도 널리 알려져 있습니다.[7-10]

하지만 더 놀라운 건, 전쟁터에서 전우의 죽음을 목격했다거나 집에 불이 나 전 재산을 모두 잃게 되는 것처럼 극단적인 사건들이 아니더라도, 비교적 가까운 일상 속에서 흔하게 경험하며 갖게 되는 트라우마들도 있다는 점입니다.

과거에 자전거를 타다가 넘어져 다쳤거나, 선생님이나 부모님으로부터 크게 혼이 난 경험, 친했던 친구와 심하게 다툰 기억 등이 여기에 포함됩니다. 이는 살면서 누구나 한 번쯤 겪을 수 있는 사건들이기 때문에 그 당시 얼마나 강렬하게 느꼈는지, 그리고 해당 사건을 어떻게 받아들이고 처리했는지에 따라 뿌리 깊은 트라우마로 남기도 하고 그렇지 않기도 합니다.

그런데 평소에는 이런 기억들이 잘 떠오르지 않습니다. 일상생활 중 신체 감각이나 외부 환경에 집중하고 계획과 분석 등 고도의 정신활동을 하는 과정에서는 트라우마와 관련된 영역들이 상대적으로 활성화되지 못하거나 잘 인식을 하지 못하기 때문입니다.[11-14] 그런데 밤이 되어 조용한 환경에 홀로 놓이게 될 때, 과거의 안 좋은 기억들로부터 의식을 분산시키던 장막이 거둬지면서 흑역사나 이불킥 같은 기억들이 표면으로 떠오르게 됩니다.

뇌과학적으로 보자면 이런 강렬한 기억들은 주로 뇌 속 편도체Amygdala에 저장되어 있다가 적절한 트리거가 주어질 때 비로소 발현되는 것으로 알려져 있습니다.[15-16] 어쩌면 이 같은 기억들은 시간이 지나 더 이상 실존하지 않는 상황이 되었음에도 불구하고, 우리의 무의식 속에 남아 아직 해결되기를 기다리는 것일지도 모르겠습니다.

부정적인 기억들로 잠 못 드는 당신을 위한 수면 코칭

안 좋은 기억들로 인해 잠에 방해를 받고 있다면, 다음의 질문들을 스스로에게 한번 던져봅니다.

Q. 자꾸만 떠오르는 과거의 사건은 현재에도 실제로 일어나고 있는 '현재진행형'인가요?

→ YES: 현재 계속 진행되고 있는 상황을 피할 수 있는 방법이 있는지, 피할 수 없다면 새로운 시각으로 받아들여볼 수 있는 여지가 있나요?

→ **NO**: 어떤 이유로 인해 더 이상 실재하지도, 번복되지도 않을 과거의 상황들이 당신을 계속 힘들게 만드는 걸까요? 조심스럽지만, 혹시 놓아주고 싶지 않은 이유가 있는 건 아닐까요?

지금 즉시 이러한 질문들을 통해 정답을 찾거나 과거의 아픈 기억을 지우길 바라는 것은 아닙니다. 현실적으로 그렇게 간단하고 쉽지만은 않을 수 있습니다. 더 중요한 것은 당신의 시각과 관점의 변화입니다.

스스로에 대해 내면 깊이 물어보고 성찰하는 과정에서 발견되는 새로운 당신의 모습이나 관점이 있을 수 있습니다. 그동안 당연하게 여겨왔던 것들에 대해 당연하지 않게 바라보는 과정에서 얻게 되는 깨달음이죠. 인식의 변화는 그 어떤 것보다도 강력한 동기 부여와 근본적인 치유 효과를 만들어낼 수 있습니다.

Q. 하루 중 신체 활동을 하며 몸에 온전히 집중하는 시간이 최소 40분 이상 되나요?

→ **YES**: 그럼에도 계속된 감정적 스트레스와 잡념에 시달리고 있다면, 땀이 나고 숨이 가쁠 정도의 강도로 운동을 해볼 수 있나요?

→ NO: 통제할 수 없는 감정들로 고통을 느끼지만 몸은 편안할 수 있는 삶과 하루 30~40분씩 운동하는 의지를 내야 하지만 마음이 평화로울 수 있는 삶 중에 어떤 삶을 더 희망하나요?

하버드의대 법·뇌·행동센터The Center for Law, Brain & Behavior의 수석과학책임자CSO이자 세계적인 신경과학자로 손꼽히는 리사 펠드먼 배럿 박사는 "인간의 뇌는 엄밀히 감정이나 생각을 통제하기 위해 진화해온 것이 아니라, 몸을 통제하기 위해 진화해왔다"고 말했습니다.

더불어 그녀는 트라우마나 감정적 문제들을 해결하는 좋은 방법 중 하나로 '신체 예산Body Budget'을 관리하는 것에 대해 강조하는데, 충분한 잠과 좋은 음식, 그리고 운동이 주요 신체 예산에 포함됩니다. 예산이 충분하면 회사든 집이든 잘 운영할 수 있듯이, 그녀는 충분한 신체 예산이 감정과 동반된 문제들을 해결하는 데 도움이 된다고 말합니다.

왜냐하면 감정Emotion은 신체에 결핍이나 이상(불균형)이 있을 때 발생하는 하나의 반응으로 정의되기 때문입니다. 실제로 감정을 다루는 뇌 속 영역과 움직임(운동)을 관장하는 영역 간에는 밀접한 관계가 있는 것으로 밝혀진 바 있습니다.[17]

주요한 신체 예산 중에서도 생활 속에서 비교적 쉽게 스스로 통제할 수 있는 것이 바로 '운동'입니다. 매일 충분한 신체 활동을 통해 몸속 정체된 에너지를 발산시킬 수 있는 시간을 갖는다면 지금 겪고 있는 감정의 문제들로부터 조금은 자유로워질 수 있을 겁니다.

#브레이너 제이의 일상 속 숙면 가이드

❶ 인식 변화시키기

과거에 힘들고 안 좋았던 일들은 지금 이 순간 더 이상 실재하지 않는다는 사실을 수용해보세요. 과거를 회상하며 비판하기보다, 오늘의 나를 위해 힘이 되는 말을 스스로 건네보세요.

❷ 하루 10분, 감정일기 쓰기

자꾸만 떠오르는 과거의 아픈 기억에 대한 나의 정서적 느낌들을 감정일기에 적어보며 해방시키세요. 이미 지나간 일이지만, 떠안고 있는 감정은 저절로 해소되지 않습니다. 이러한 감정을 글쓰기로 표출해보세요. 당시 누구에게도 말할 수 없었던 힘든 나의 감정 상태나 지금 느껴지는 기분에 집중해서 매일 꾸준히 적어보세요.

❸ 날숨과 심상훈련하기

코로 숨을 들이마시고 한 숨 쉬듯 입으로 크게 내쉬며, 들숨보다 날숨을 2~3배 길게 내뱉어보세요. 최대한 끝까지 숨을 내쉬면서, 과거에 경험했던 아프고 힘든 기억들이 날숨과 함께 몸 밖으로 빠져나간다고 상상합니다. 따뜻한 힐링 음악과 함께하면 더 효과적입니다.

❹ 매일 30~40분 운동하기

거창한 웨이트 트레이닝이나 크로스핏 같은 것이 아니어도 됩니다. 신체 감각에 집중할 수 있고, 몸의 에너지를 발산시킬 수 있을 정도의 운동이면 충분해요. 땀이 살짝 날 정도로, 숨이 조금 가빠질 정도의 강도라면 더욱 도움이 됩니다.

앞으로 일어날
미래의 소망과 바람

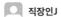

직장인J

몸이 피곤한데도, 저도 모르게 내일 회사에서 끝내야 하는 일들을 머릿속에서 계속 시뮬레이션 돌리면서 계획을 세우다가 늦게 자요. 어차피 내일도 일한다는 걸 아는데, 왜 굳이 잠자리에 누워서까지 머릿속으로 일을 하고 있을까요?

사랑은첨이라

주말에 데이트가 있어서, 코스를 어떻게 짜고 어떤 로맨틱한 시간을 보낼지 머릿속에서 끊임없이 고민을 하다가 잠이 달아났어요. 기대와 설렘, 걱정과 불안 같은 복합적인 감정이 뒤죽박죽 섞여 있는 바람에 생각을 멈추기 더 힘들었어요.

벼락치기마니아

수험생이라 하루 종일 공부하고 잠자리에 늦게 누우면, 목표하는 점수와 시험에 대한 걱정, 대학 생활에 대한 로망들이 떠올라서 잠이 안 와요. 마음속에 하고 싶은 것도, 해야 할 것도 너무 많나 봐요….

사람은 누구나 먼 미래, 혹은 당장 내일 있을 일들에 대해 고민을 하고 계획을 합니다. 그런데 정작 휴식을 취하고 편안한 잠에 들어야 하는 한밤중, 그것도 잠자리에 누워서부터 오만가지 계획들을 품기 시작하는 사람들이 있습니다. 깨어 있는 동안 계획 세울 시간이 부족해서일까요? 아니면 워낙 계획적이라 하루를 마감하기 전 다음 날 계획을 미리 세워야만 잠에 들 수 있는 사람인 걸까요?

　문제는 잠들기 전에 이런 계획 세우기에 골몰하다 보면 잠이 달아나는 경우가 종종 생긴다는 점입니다. 아이러니하게도 더 나은 내일을 준비하기 위한 마음이 잠을 못 자서 다음 날을 통째로 망쳐버리는 상황으로까지 이어질 수 있다는 사실이죠.

미래의 계획을 세우는 것은 인간의 본능

　다소 거창하게 들릴지 몰라도, 앞날을 대비하는 자세는 지구상에 존재하는 모든 생물 중에서도 인간에게서 가장 발달된 행동 본능일 것입니다. 기본적으로 인간의 뇌는 어떠한 문제

(일반적으로 특정 욕구에 대한 결핍)에 직면하게 되면, 당면한 문제를 해결하기 위해 전략을 세웁니다. 예를 들어, 밤늦게 너무 배가 고팠던 기억이 있는 사람은 훗날에 있을 비슷한 상황에 대비하기 위해 먹을거리를 항상 준비해놓는 계획을 세우게 되고, 장마철 때 집에 빗물이 새는 문제를 경험해본 사람은 장마가 오기도 전부터 양동이를 구하거나 물이 새지 않도록 철저한 준비를 하게 됩니다.

계획과 전략 수립은 진화 과정 속에서 생존을 위해 뇌가 만들어낸 매우 효율적이고 진보된 행동 중 하나입니다. 과거로부터 학습된 어떠한 위협이나 문제 요인에 대해 미리 대비하고 계획함으로써, 미래에 생존할 수 있는 확률을 최대치로 끌어올리는 효과적인 방법인 것입니다.

하지만 고도로 발전되고 시시각각 변화하는 현대사회에서 살아가다 보면, 단지 식량을 구비하거나 의식주를 해결하는 수준의 일을 넘어서 보다 복잡하고 다양한 요인들을 미리 고려해야만 안전하게 살아갈 수 있다고 느껴지는 상황들이 있습니다. 한 치 앞도 내다볼 수 없는 미래와 예기치 않은 변수들로 인해 계획을 세우는 일이 더욱 중요한 현대인의 생존 전략으로 자리하게 된 셈입니다. 가령 어떤 옷을 입어야 친구들에게 더 잘 보일 수 있을 지처럼, 나에 대한 사람들의 평가를 고려해 옷에 대해 항상 고민하고 계획하는 사람이 있습니다. 또는 치열한 경쟁 사회 속에서 살아남기 위해, 한 줄의 스펙이라도 더 만들고자 끊임없이 자기계발을 하며 관련된 정보들을 검색하고 미리미리 준비를 해나가는 사람도 있습니다.

사실 이러한 행동들은 사회적 관점으로 본다면 박수를 받을 만한 매우 모범적인 모습일 수 있습니다. 아주 자연스러운 본능이기도 하고, 또 훌륭한 노력의 자세이기도 하니까요. 하지만 문제는 이 같은 계획 세우기 행동들이 주로 밤에 진행이 되는 경우와 그로 인해 다음 날까지 영향을 미치는 상황, 나아가 통제되지 않는 강박적 수준으로 발전함으로써 생활에 다른 제약들을 만들어낼 수 있다는 점입니다.

특히 취침 직전 계획을 하는 행동은 우리의 몸과 마음을 긴장시키기 쉽고 이에 따른 뇌의 각성을 유발할 수 있습니다. 더욱이 단순한 계획이 아닌, 걱정이나 기대 등을 동반하는 경우에는 감정적인 반응도 함께 나타나기 때문에 뇌를 다시 활동 모드로 돌리는 원인이 됩니다. 잠에 들어야 하는 시간에, 그것도 잠자리에 누워서 이러한 각성 행동을 반복하다 보면 학습에 최적화된 뇌 입장에서는 해당 시간과 공간에 대한 인식을 '각성 상태'와 연결 지어버릴 수 있습니다.[18]

최악의 경우에는 매일 밤 잠자리에 눕기만 하면 평소 하지도 않던 고민이나 걱정까지 떠올라 머리를 굴리고 있을지도 모릅니다.

미래를 생각하다 잠 못 드는 당신을 위한 수면 코칭

끊이지 않는 미래 계획과 걱정, 고민 따위로 인해 숙면에 방해를 받고 있다면, 다음의 질문들을 스스로에게 던져봅니다.

Q. 잠자리에 누워서 떠올리고 있는 계획이나 고민들이 지금 즉시 필요한 것들인가요?

→ YES: 잠자리에서 잠시 벗어나, 시간을 정해놓고 계획과 고민을 끝낸 후 잠자리에 돌아오는 것이 가능한가요?

→ NO: 지금 이 한밤중 당신에게 가장 중요한 우선순위 가치는 무엇인가요? 충분한 숙면을 통해 컨디션을 회복하는 것과 당장 필요하지 않은 계획과 고민에 시간을 낭비하는 것 중에서 말이죠.

일명 '수면 위생Sleep Hygiene'이라고 부르는 수면에 도움되는 규칙들 중에서 이것만큼은 하지 말라는 이야기가 있습니다. 바로 잠자리에 누워서 뇌를 각성시킬 만한 행동들, 특히 그중에서도 내일에 대한 계획과 고민하기 같은 것입니다.[19] 애초에 그토록 중요한 일이라면, 잠자리에 눕기 전이나 또는 지금이라도 침대에서 벗어나 해결을 하고 올 수도 있습니다. 그것이 아니라면 굳이 아무런 행동도 할 수 없는 이 한밤중에 침대에 누워서까지 할 필요는 없다는 것이죠.

만약 꼭 기억해야 할 중요한 계획이나 아이디어가 떠올랐다면, 침대 머리맡 메모장에 간단하게 메모한 후 더 이상 그 일에 대해서 생각하지 않는 것도 방법입니다. 다만, 계속해서 떠오르는 아이디어와 생각들을 메모장에 적어나가다 보면 잠이 달아날 수 있기 때문에 주의해야 합니다. 가장 중요한 사실은 거창한 계획이나 "유레카!"를 외치며 적어내는 메모보다, 지금 이 순간 충분한 숙면을 취함으로써 얻게 될 미래의 기대효과가 훨씬 클 수 있다는 점입니다. 쉬지 않고 돌아가는 머릿속 계획과 고민들이 진정으로 미래를 준비하기 위한 효과적 전략인지, 아니면 마치 습관처럼 조절하기 힘들어져 버린 생각의 굴레는 아닌지 점검해볼 필요가 있습니다.

Q. 당신 스스로에 대한 믿음 또는 확신이 있나요?

→ YES: 어떤 문제와 고민거리도 내일 아침에 일어나서 충분히 다 해결할 수 있다는 믿음을 갖고, 지금 이 순간만큼은 편안한 휴식 속에 온전히 뛰어들 수 있나요?

→ NO: 자기 자신에 대한 믿음이 부족하다면, 지금 아무리 계획을 세우고 고민을 한들 무슨 의미가 있나요? 결국 실천을 하지 못하거나, 잘못된 계획을 세우는 것일지도 모를 텐데요. 그러니 지금은 일단 멈춰보세요.

자기 자신에 대한 믿음, 즉 '자신감'이 있는 사람들은 공통적으로 무언가를 하지 않아도 덜 불안해하거나 근심 따위에 쉽사리 함몰되지 않는 경향이 있습니다. 왜냐하면 거창한 계획이 없어도 본인들이 실천할 것을 알고 있고, 또 그것이 좋은 결과로 어떻게든 이어질 것이란 믿음이 있기 때문입니다. 계획을 하는 습관은 분명 바람직한 것일 수 있지만, 통제할 수 없는 습관이나 중독처럼 계획을 일삼는 사람들은 자기 자신에 대한 믿음이나 자존감 부족에 대해서 먼저 살펴볼 필요도 있는 이유입니다.

앞서 이야기했듯, 계획은 엄밀한 의미에서 '부족함' '결핍'으로부터 벗어나거나 충족시키기 위한 목적으로 존재하는 경향이 있습니다. 아무런 결핍감을 느끼지 않는다면, 미래에 대해서도 크게 계획하거나 고민하지 않는 법입니다. 돌려 말한다면, 자존감이 낮거나 자신의 삶에 대한 만족도가 떨어질 때, 이같은 결핍감을 채우기 위한 일종의 '자기 위안' 행동으로써 습관적 계획을 일삼게 되는 것일 수 있다는 뜻이죠. 지금 당신에게 진정으로 필요한 것이 미래를 위한 준비인가요, 아니면 자기 자신에 대한 믿음과 자존감인가요? 스스로 깊이 고찰해볼 만한 질문입니다.

#브레이너 제이의 일상 속 숙면 가이드

❶ 패턴 바라보기

지금 하고 있는 계획과 고민의 내용이 충분히 합리적이고 지금 바로 꼭 필요한 것인지를 스스로 자문해보세요. 생각보다 불필요한 경우도 많고, 지금 꼭 하지 않아도 된다는 사실을 이해할 수 있을 겁니다.

❷ 낮 동안 합리적인 계획 세우기

잠자리는 계획을 세우는 곳이 아닙니다. 더욱이 취침 시간에는 뇌의 컨디션이 최상도 아닐 겁니다. 낮 동안 깨어 있을 때, 가장 집중력과 컨디션이 좋은 상태에서 합리적이고 구체화된 계획들을 세워보기 바랍니다. 막연한 걱정이나 고민보다 실현 가능한 방법들을 떠올릴 수 있을 거예요.

❸ 취침 전 15분 루틴 가지기(자기 수용과 긍정 암시)

아무 조건 없이, 당신은 이미 당신 그 자체로서 온전합니다. 아무리 채워도 채워지지 않는 공허한 결핍감에 집중하는 대신, 당신이 이미 가지고 있고 잘할 수 있고 잘 해온 것들에 집중해보며 칭찬하고 격려해주세요. 하루의 끝에서, 당신의 하루에 대해 감사일기를 써봐도 좋고 잔잔한 음악을 틀어놓고 당신 스스로를 칭찬해주는 긍정 암시를 10~15분 정도 진행해보아도 좋습니다. '나는 나로서 이미 충분하고 온전하다' '나는 내가 원하는 것을 모두 이룰 수 있다' '온 세상이 나를 도우며 지지한다' '나는 무엇이든 될 수 있고, 무엇이든 할 수 있다' '나는 나를 1000퍼센트 믿는다!' 같은 긍정 암시 메시지는 자기 수용력과 근본적인 자신감을 높이는 데 많은 도움을 줍니다.

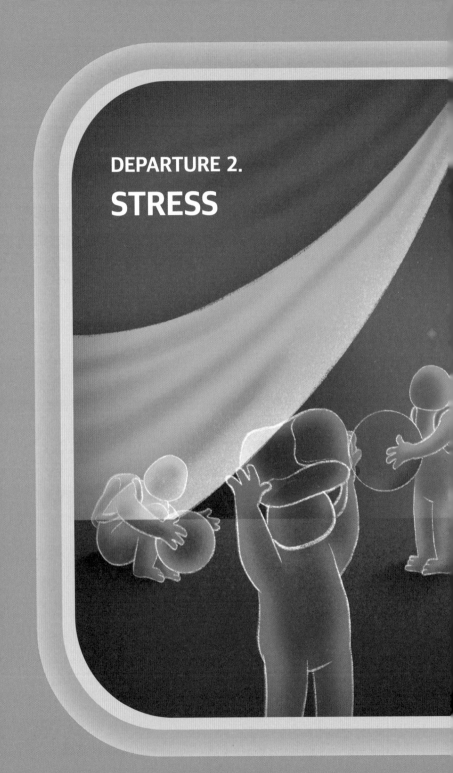

DEPARTURE 2.
STRESS

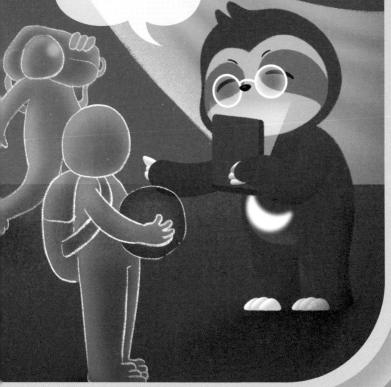

직장인의
업무 스트레스

워커홀릭

회사에서 중요한 프로젝트를 맡았는데 잘 해내야 한다는 부담감 때문에 잠을 설치는 날이 많습니다. 잠에 드는 것도 힘든데, 간신히 잠에 들어도 새벽에 한두 번은 깨게 되는 것 같아요.

아프니까팀장이다

팀장이 된 후 실적 압박도 커지고 팀원들을 이끄는 게 너무 힘듭니다. 팀원들이 나를 신뢰하지 않는 것 같기도 하고, 승진에 중요한 기회이기도 해서… 부담감 때문에 스트레스가 심해서 잠드는 게 힘들어요.

쉬고싶은개미

대학교를 졸업하고 10년 가까이 쉬지 않고 일해 왔어요. 번아웃이 온 것 같은데 제가 1인 가구의 가장이라 직장을 그만둘 수가 없습니다. 공황장애 증상과 함께 불면증이 찾아와서 너무 괴롭습니다.

직장인이라면 하루 중 가장 많은 시간을 쓰는 곳이 바로 회사일 겁니다. 일반적으로 주 5일, 하루 기본 9시간은 직장에서 보내는 게 많은 현대인들의 삶이죠. 생계를 위해 적성에 안 맞는 일을 할 때도 있고, 주변 눈치를 보며 억지로 일을 하거나, 과도한 업무에 따른 과로, 실적 압박, 성과에 대한 부담 등을 느끼곤 합니다. 어느 정도의 스트레스는 자기 성장을 위한 원동력이 된다고 하지만, 너무 심한 나머지 불면증까지 호소하는 사람이 적지 않습니다.

사회적 동물로서의 본질적인 문제

외국 영화를 보다 보면, 처음 학교에 입학하거나 새로운 환경에 들어가 고생하는 친구에게 "You need to fit in!"이라고 조언해주는 장면들이 있습니다. 우리가 새 옷을 살 때 피팅룸 Fitting room에 들어가 옷이 본인 몸에 맞는지 확인하는 것처럼 '변화된 환경에 자기 자신을 끼워 맞추라'는 뜻에서 하는 말입니다. 그런데 이게 말처럼 쉬울까요? 옷이야 원치 않으면 사지 않아도 되고, 원하는 옷이 있는데 맞지 않으면 옷 사이즈를 바꿔서 몸에 맞게 살 수 있습니다. 이 과정에서는 큰 스트레스가 없죠. 하지만 맞지 않는 옷에 억지로 몸을 끼워 넣고, 적어도 수개월 또는 수년간을 살아야 한다고 상상해보세요. 얼마나 답답하고 불편하며 생활하는 자체가 힘이 들까요?

현대사회에 살아가면서, 인간은 누구나 어딘가에 소속되어 주어진 역할을 수행하며 살아갈 수밖에 없습니다. 안타깝게도 사회라는 곳은 가족이나 친구처럼 늘 나의 입장을 배려해주며 맞춰주는 곳이 아닙니다. 옷처럼 자주 바꾸며 내 몸 사이즈에 맞출 수 있는 곳도 아닙니다. 너무 많은 다양한 사람들이 같은 공간, 같은 시간대에 함께 어울리며 생활하는 공간이기 때문에 '개인'보다 단체나 조직의 입장이 더 우선시되는 것이죠. 그러다 보니 조직의 결정에 동의하지 못하는 사람들이 생길 수밖에 없고, 그 과정에서 울며 겨자 먹기 식으로 원치 않는 일을 맡아야 하는 상황도 생길 수밖에 없습니다. 조직이나 사회의 관점에서 생각해보면 너무나 당연하고 자연스러운 일이지만, 개인의 관점에서 바라보면 희망과 현실 사이의 간극이 크게 느껴질 수밖에 없습니다.

일이 맞지 않으면 맞는 새로운 일을 찾으러 쉽게 이직하거나 나에게 맞게 근무 환경을 변화시킬 수 없다는 점도 스트레스를 가중시킵니다. 경쟁 사회 속에서 괜찮은 직장을 찾는 것 자체도 쉽지 않을뿐더러, 취직 문은 마치 바늘구멍을 통과하는 것보다도 작게 느껴지기 때문입니다. 결국 현실을 고려해 무조건 버티며 맞지 않는 환경에 억지로 'Fit in(끼워 맞춰야)' 하는 노력을 하게 됩니다. 뇌는 이런 상황이 힘듭니다. 욕구에 대한 결핍감이나 괴리감이 커질수록 스트레스를 경험하는데, 쉽게 말해 원하는 것을 얻지 못하는 데에서 정신적인 '고통'을 겪는 것이죠.[1] 이러한 스트레스는 욕구를 충족시킬 수 있도록 훌륭한 동기 부여의 자원이 되어주기도 하지만, 그 간극이 너무 크다면 동기 부여보다는 커다란 고통만 떠안으며 주저앉을 뿐입니다.

"Fix it, or fit in(바꿀래, 맞출래)?"

이는 사회적 동물로 살아가는 인간에게 본질적인 물음일지도 모릅니다. 그렇다면 스트레스를 조금이나마 적게 받으며 효율적으로 관리할 수 있는 방법은 없는 걸까요?

업무·직장 스트레스로 잠 못 드는 당신을 위한 수면 코칭

업무와 직장으로부터 받는 스트레스 때문에 잠을 못 자고 있다면, 다음의 질문을 스스로에게 한번 던져봅니다.

Q. 지금 주어진 근무 환경 내 불만족스러운 부분들에 대해 변화시키거나 조정해 볼 만한 여지가 있나요?

→ YES: 변화나 조정을 위해 직장 내 상사 및 동료와 적극적인 소통의 시간을 가져볼 수 있나요?

→ NO: 변화나 조정이 불가능하다면, 지금 주어진 상황에 대해 바라보는 시각을 바꿔보는 것은 가능한가요? 이를테면, 문제 현상 자체에 집중하는 시각 대신, 더 큰 관점에서 현재 일을 하는 분명한 목적과 주어진 기회에 집중하는 시각은 어떨까요?

미국의 심장 전문의 로버트 엘리엇 박사가 남긴 유명한 말이 있습니다.

"피할 수 없으면 즐겨라!"[2]

기본적으로 사람이라면 누구나 욕구와 바람, 기대 등을 품을 수밖에 없기 때문에 현실과 이상 사이의 간극은 항상 벌어지게 됩니다. 그리고 그 괴리 속에서 스트레스를 느끼게 되죠. 스트레스로부터 완전히 자유로울 수는 없기 때문에 로버트 엘리엇 박사의 명언처럼 어떤 시각으로 바라보는지가 더 중요한 일인 것 같습니다.

만약 스트레스 상황을 변화시키거나 조정이 가능하다면, 그것을 위해 적극적으로 소통하고 중재를 해보세요. 지금까지 사람들을 코칭하는 과정에서, 안타깝게도 본인이 원하는 것이 있음에도 불구하고 그것을 표현하고 소통하는 것조차 어려움을 느껴 스트레스를 가중시키는 사람들을 많이 만났습니다. 바꿀 수 있다면 적극적으로 바꿔보고, 그렇지 않다면 억지로 끼워 맞추는 것보다 문제를 대하는 관점을 바꿔보기를 추천합니다. 지금 주어진 상황이 아무리 지옥처럼 느껴질지라도, 누군가에게는 꿈에만 그리던 기회일 수 있고 과거의 내가 간절하게 염원하며 고대하던 시간일 수도 있습니다.

또 아주 오랜 시간이 지나보면, 늘 그렇듯 좋은 추억으로 기억될 수도 있으며 설령 쓰라린 상처만 남는다 할지라도 나를 성장시키는 일생일대의 주요한 계기가 되었을지도 모릅니다. 지금 주어진 시간과 공간이 너무 힘든 나머지 영원한 것처럼 느껴질 수 있지만, 시간은 반드시 흐르고 상황은 반드시 변화한다는 점을 기억해주세요. 그리고 확장된 시각으로 현재를 바라볼 수 있다면 내면의 평정심을 조금은 더 발견할 수 있을 겁니다.

지금 이 시간과 환경 속에서, 내가 얻을 수 있는 교훈은 무엇이고 성장할 수 있는 점은 무엇인가요? 모든 일은 기대와 다를 수 있으나, 지금 주어진 현상들이 좋든 싫든 내가 선택한 결과이며, 그렇다는 건 삶의 모든 주도권과 선택권 또한 나에게 존재한다는 사실을 잊지 말아주세요.

#브레이너 제이의 일상 속 숙면 가이드

❶ 나의 주도권 되찾기

모든 선택의 주체가 '나'라는 사실은 변함이 없습니다. 원하는 모든 것을 이룰 수 없을지라도, 모든 순간들에서 선택을 하는 자신은 다름 아닌 '나'입니다. 남 탓을 하고, 환경과 주변 탓을 하는 것을 멈추고, 내 삶에 대한 모든 주도권이 '나'에게 있다는 진실을 믿어주세요.

❷ 하루 한 번, 본래의 '나'로 되돌아오는 심상훈련하기

일을 하는 도중, 또는 퇴근 후에 본래의 나로 되돌아오는 연습을 해보세요. 짊어졌던 사회적 책임들을 어깨에서 내려놓고, 가벼워진 나를 상상해보는 겁니다. 나는 사회에서 나에게 부여한 거창한 타이틀이나 역할, 책임이 있기 이전부터 존재해왔던 고유의 생명입니다. 여기엔 아무런 조건도 필요 없습니다. 나의 직책, 직급, 역할, 관계, 또 언제까지 끝내야 한다는 압박감, 주변의 시선 따위를 지금 내가 떠안고 있는 짐으로 구체적으로 상상해보며, 몸에서 하나씩 내려놓아 봅니다. 이러한 상상에는 힘이 있기 때문에 스트레스를 해소하는 데 매우 효과가 좋습니다.[3-6]

❸ 하루 한 가지, 아날로그한 일상에 집중하기

일을 마치면 간만에 시간을 내어 쇼핑을 해보거나 좋아하는 음악을 들으며 걸어도 보고, 오랫동안 못 본 친구와 가벼운 술 한잔 하는 것도 좋습니다. 혼자 카페에 앉아 책을 읽거나 사색을 하는 시간도 좋습니다. 만약 내가 신뢰할 수 있고 기댈 수 있는 사람이 있다면, 그 사람과 온전히 시간을 보내는 것도 괜찮은 방법입니다. 다만 이렇게 나를 위한 시간 동안에는 스마트폰을 비롯한 전자기기들은 잠시 멀리하고 아날로그한 감성으로 나의 일상 자체에 집중해보기를 추천합니다.

스트레스로 인해 잠 못 드는 밤

자본주의 사회 속
경제적 스트레스

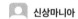

🔲 **신상마니아**

돈을 버느라 스트레스 받고, 그 스트레스를 이것저것 쇼핑을 하면서 풀곤 해요. 그런데 카드 값을 보면 더 스트레스 받고 노후도 걱정됩니다. 이번 달도 카드값 고민 때문에 밤에 잠도 안 오는 지경입니다.

🔲 **내월급이게맞나**

매달 대출 이자며 공과금 등을 내고 나면 남는 게 없습니다. 적자라도 난 달이면 어떻게 메꿀지 고민하느라 잠이 안 옵니다. 월급은 쥐꼬리만 한데 언제 잘릴지도 모르니 매일 살얼음판을 걷는 것 같아요.

🔲 **내집마련의꿈**

하고 싶은 것이 많은데 경제적으로 감당이 안 되네요. 결혼과 내 집 마련까지 고려한다면 자기계발은커녕 저축에만 집중해야 할 텐데…. 돈은 쉽게 모을 방법이 없고 지출할 곳은 너무 많으니 너무 답답합니다.

자본주의 사회에서 돈은 필수적이기 때문에, 돈을 더 많이 벌고 싶다는 고민도 지극히 자연스러운 일입니다. 그래서 누구나 경제적 스트레스에서 완전히 자유로울 수는 없을 겁니다. 하지만 내 삶을 더 윤택하게 만들기 위해 벌어들이는 돈이 내 삶을 오히려 더 피폐하게 만들고 있지는 않은지 잠시 살펴볼 필요가 있습니다. 특히 심리적인 불안, 우울, 앞날에 대한 걱정과 두려움 등으로 잠까지 방해를 받고 있다면 말입니다.

보다 나은 삶을 향한 끝없는 결핍

　아주 오래전, 우리의 선조들이 농경이나 채집, 수렵을 통해 의식주를 해결하던 시대와 달리, 현대사회의 우리는 돈을 벌어야만 먹고사는 것, 즉 '생존 문제'가 해결되는 시대에 살아가고 있습니다. 자아실현을 위해 직업 활동을 하고 일을 한다는 이야기는 옛날 교과서에서나 나올 법한 이야기이고, 최소한의 경제활동이라도 해야 삶을 유지할 수 있거나 또는 더 나은 생활을 얻기 위해서라면 더 많은 경제활동을 해야만 하는 것이 현실이 되었습니다.

하지만 돈 자체는 살아 있는 생명체가 아니라서 우리에게 직접적으로 스트레스를 줄 수 있는 존재는 아닙니다. 한낱 작은 금속 덩어리이거나 종이 쪼가리에 불과할 뿐이죠. 그럼에도 우리가 '돈 때문에 스트레스를 받는다'면 그건 진정으로 무엇 때문일까요?

경제적 스트레스는 크게 물리적 스트레스와 심리적 스트레스 두 가지로 구분됩니다. 만약 한 끼 먹을 돈도 없어서 굶어야 하거나, 살 집조차 없어 길거리에 나앉는다면 이건 물리적인 스트레스에 가깝습니다. 굶주림의 고통을 감내해야 하고 안전한 거처 없이 추위와 더위 속에 버텨야 하기 때문입니다. 이런 경우라면 유일한 해결책은 물리적으로 금전의 유무가 되며, '돈이 있어야만 살 수 있다'의 문제가 됩니다.

하지만 현대인들은 감사하게도 대부분 이 경우에 해당되지 않습니다. 우리가 실제로 경험하는 것은 돈에 대한 심리적인 스트레스입니다. 살고 싶은 집이나 자동차, 더 풍족한 생활과 여가활동 등 지금의 내 상황과 환경을 더 낫게 만들기 위한 성장의 차원에서 돈을 갈망합니다. 가장으로서의 책임, 교육비, 결혼 준비 등 보다 현실적이고 복잡한 상황들도 많겠지만, 사실 이런 경우들 또한 엄밀한 의미에서 나의 생존에 직결되는 문제는 아닙니다. 당장 굶어 죽을 지경이 되거나 추위에 얼어

죽는 문제와는 완전히 다른 차원인 것이죠. 이런 경우들은 대부분 '돈이 있으면 더 잘 살 수 있다'의 문제이며, 따라서 해결책은 심리적인 기준을 조정하거나 욕심을 내려놓는 등 스스로 정의하는 '잘 사는 삶'에 대해 변화가 필요한 것입니다.

경제적으로 풍족하면 더 여유로운 삶을 살 수 있는 것은 분명합니다. 그러나 돈이 그 자체로 행복과 건강, 마음의 평안을 마련해주는 요인은 아닙니다. 단지 사회 속에서 의미가 심각하게 부여되어버린 금속 덩어리와 종이 쪼가리에 불과하니까요. 많은 돈을 벌며 본인이 원하는 환경을 갖춰나가고 다양한 삶의 즐거움들을 누리며 살아가는 삶은 자아실현에 매우 의미 있는 일이지만, 그보다 더 중요한 게 있습니다. 언제 올지 모를 미래의 행복을 갈망하며 지금 이 순간의 행복과 평화는 최소화한채 고통 속에 살아가는 삶이 과연 의미가 있는지에 대한 질문입니다. 더 나은 삶을 위한 재료가 매일을 더 피폐한 삶으로 만드는 데 기여하고 있다면, 이건 분명히 잘못된 것이고 바로잡아야 합니다.

심리적으로 경험하는 경제적인 스트레스는 당장 내가 가진 소유물들에 대한 결핍감에서 나옵니다. 내가 갖고 있는 것보다 더 나은 것을 끊임없이 찾는 거죠. 절대적인 기준이 없으니까 상대적으로 계속되는 결핍을 느낄 수밖에 없습니다.[7-9] 실제로 돈이 많은 사람들도 끝없는 결핍을 느끼는 경우가 많습니다.

스트레스로 인해 잠 못 드는 밤

연봉이 한 6000만 원만 되면 행복할 것 같은데, 막상 그 연봉이 되면 1억 연봉이 되어야 삶이 풍요로워질 것 같아요. 사실 연봉이 3000만 원일 때도 사는 데 큰 지장은 없었음에도 말이죠. 내 집 하나만 마련하면 소원이 없겠다고 생각했는데, 막상 집을 마련하고 몇 년이 지나면 더 크고 좋은 집을 구하고 싶어지죠. 게다가 지금보다 삶이 힘들어지지 않을까, 지금보다 못한 집에서 살게 되지 않을까, 내가 가진 것을 잃지 않고 지켜야 한다는 스트레스도 생겨납니다.

이러한 결핍에서 비롯된 끝없는 바람과 기대는 대부분 더 큰 불안과 두려움의 방향으로 흘러가기 마련입니다. 결코 현재 이 순간에서는 해결할 수도, 확답을 구할 수도 없는 미래 시점의 일들이기 때문이죠.

경제적 스트레스로 잠 못 드는 당신을 위한 수면 코칭

금전적으로 받는 스트레스 때문에 잠을 못 자고 있다면, 다음의 질문을 스스로에게 한번 던져봅니다.

Q. 당신의 경제적 스트레스 원인은 물리적인가요, 심리적인가요?

→ **물리적 스트레스:** 생명을 위협하는 수준의 생활환경과 굶주림 등을 경험하고 있으신가요?

→ **심리적 스트레스**: 남들의 삶과 비교를 하거나 혹은 경제적 풍요에 대한 본인만의 이상적인 기준을 세우고 있지는 않나요?

만약 물리적 스트레스에 시달리고 있다면, 윤리적 문제가 되지 않는 선에서 모든 방법을 동원하여 하루 먹고사는 데 필요한 돈을 적극적으로 마련해보세요. 이런 경우에는 사실상 남을 신경 쓰거나 미래의 이상적 가치, 자아실현 등을 고려하는 것이 더 비현실적이고 어렵습니다.

하지만 심리적 스트레스를 겪고 있다면, 현재 본인이 느끼고 있는 현실과 이상의 간극을 인지하는 것이 가장 중요합니다. 정확히 객관적으로 바라봐야 합니다. 막연한 기대나 환상, 미래에 대한 두려움이 아닌, 지금 이 순간 당신의 삶이 단지 금전적 결핍으로 인해서 불편하고 힘든 것인지를 이해하는 것이 필요합니다. 원하는 것을 충족하지 못하는 데에서 다소 불편할 수는 있지만, 불안하거나 고통스러울 필요는 없습니다. 돈과 삶 사이의 주객이 전도되지 않도록, 가장 현실적이고 구체적으로 경제적 풍요에 대한 상한선을 세워보고 돈을 모으고 활용할 전략을 세워봐도 좋습니다. 한낱 물질에 불과한 그것은 당신의 삶을 보조해주는 수단일 뿐이니까요. 지금 당신에게 진정으로 필요한 것이 돈인가요, 심리적 위안과 평안인가요?

#브레이너 제이의 일상 속 숙면 가이드

❶ 정확하게 문제 인식하기

종이를 한 장 꺼내어 스스로 답을 적어보세요. '나를 잠 못 들게 하는 돈에 대한 고민은 무엇인가요?' '이를 대체할 수 있는 방법은 무엇이 있나요?' '돈이 있어야만 살 수 있다'와 '돈이 있으면 더 잘 살 수 있다' 중에서 당신이 고민하는 경제적 스트레스는 어디에 해당되는지 분류해보세요.

❷ 진정한 가치 되찾기

현재 이 순간을 기준으로, 나를 가장 행복하게 만드는 가치들을 적어보세요. 건강, 사랑, 열정, 인간관계 등 돈이 많지 않아도 생각보다 내가 충족시킬 수 있는 가치가 많다는 걸 깨달을 수 있습니다. 만약 각각의 가치들을 지켜내는 데 돈이 필요하다면, 주객이 뒤바뀌지 않도록 얼마만큼의 돈이 어떤 이유로 필요한지를 나열해봅니다.

❸ 하루 10가지 감사하기(열 손가락 감사 명상)

열 손가락을 펼쳐보세요. 그리고 지금 이 순간, 내가 감사할 수 있는 것들에 하나씩 손가락을 접어봅니다. 이미 가지고 있는 것들, 주변에 당연하게 여기고 있던 것들, 사소한 것들도 좋습니다. 연락이 뜸하던 오랜 친구나 가족, 당장 내 집이 아니어도 안전하게 휴식하며 잠을 잘 수 있는 이 공간, 책상 위에 놓인 작은 물건들, 누군가는 못 가졌을지 모를 이 시간과 환경에도 감사해보는 겁니다.

진로와 취업 등
커리어 스트레스

내일은신입사원

몇 년째 취업 준비 중이에요. 과연 취업할 수 있을까? 이대로 경쟁에서 도태되는 건 아닐까? 밤에 자려고 누우면 이런 생각들이 밀려들어요. 마음이 조급하고 불안해져서 벌떡 일어나기도 합니다.

회사가기시러

일은 몇 년째 하고 있지만 정말 나에게 맞는 일인지, 인생의 진로를 아직 못 찾은 것 같아요. 남들은 다 적응해서 살아가는 것 같은데, 나 혼자 뒤늦은 진로 고민으로 뒤처지는 것 같고 불안해서 잠도 잘 안 오는데 어떡해야 할까요?

토익킹

끝없이 자기계발을 하고 있지만 여전히 부족한 것처럼 느껴져요. 더 나은 환경과 안정적인 미래를 꿈꾸며 달려왔는데 어디까지 가야 충분한 것일지…. 도무지 끝이 안 보입니다. 아무리 해도 여전히 만족스럽질 않네요.

100세 시대에는 진로 고민이 끝이 없습니다. 평생직장이란 개념은 이미 사라진 지 오래이고, 시시각각 급변하는 시대에 새롭게 나타나고 사라지는 직업들에 대해 듣다 보면 현대인의 삶이 참 고달픈 것만 같습니다. 기술들은 나날이 고도화되고 직무들은 점점 더 전문적이고 복잡해지는데, 경쟁에서 살아남기 위해 끝없이 자기계발을 하고 발전해야만 한다는 압박감에 시달리죠. 사실 하루하루 먹고살기 위해 일에 치여 살다 보면 일 외의 뭔가를 추가로 한다는 게 체력적으로나 시간적으로 쉽지도 않은 상황이라 스트레스가 더 쌓입니다. 이런 본질적인 고민과 불안을 어떻게 다스리며 편안한 잠에 들 수 있을까요?

넓은 세상, 좁은 인식의 폭

세상은 점점 더 복잡하고 다양성을 갖춘 방식으로 진화해 갑니다. 끊임없이 새로 등장하는 AI 기술들과 생전 처음 보는 혁신적인 제품들, 수시로 업데이트되는 최신 정보와 지식들. 아이러니하게도 시대는 급변하는데 사람들은 그 속도를 따라

가지 못한 채 과거의 생각과 가치관을 고수하며 살아가는 경향이 있습니다. 왠지 의사나 변호사, 또는 대기업에 들어가야만 경제적인 풍요를 충족할 수 있을 것 같은 믿음, 교사나 공무원만이 안정적인 생활을 영위하는 데 도움될 것이란 믿음 등 수십 년간 우리 사회에서 변하지 않는 고정관념은 다양한 직업과 직무가 생겨나도 여전히 굳건합니다. 마치 그 길을 걸어가야만 사회에서 인정받고 성공할 수 있다고 믿어집니다.

'대한민국에 태어났으면 당연한 거니까' '이 시기에는 이걸 해야 정상이니까' '남들이 다 그렇게 하니까…'.

사실, 이런 생각들에는 성공에 대한 좁은 신념과 기준이 밑바닥에 깔려 있습니다. 세상은 넓고 가능성은 무궁무진한데도, 똑같은 신념과 기준을 갖고 살아가는 수천만 명의 사람들이 하나의 좁은 길 위를 걸어가고 있기 때문에, 서로가 서로를 밀치며 극단적인 경쟁의 압력을 견뎌내야 하는 상황인 것입니다. 그리고 경쟁이 치열하기 때문에 그 속에서 살아남고 돋보이기 위해서라도 눈에 보이는 '스펙'에 더욱 집착할 수밖에 없게 됩니다. 이것은 마치 제로섬Zero-sum 게임과도 같죠. 모두가 공생하며 원Win-원Win하는 방식이라기보다는, 작디작은 영역을 서로 땅따먹기 하며 뺏고 빼앗기는 수준으로 살아가는 방식을 말합니다.[10] 자기만의 진로를 찾고 자기계발을 하는 것이 나쁘다는 말은 결코 아닙니다. 다만, 스스로 진로와 삶의 선택지를 줄여

놓은 채 과도한 경쟁 속에 뛰어들어 스트레스를 받고 있는 것이 문제입니다.

만약 우리가 땅 위로 펼쳐진 수많은 갈래의 길을 바라볼 수만 있다면, 그래도 여전히 이 세상이 정형화되고 치열한 곳으로만 느껴질까요? 어쩌면 선택과 기회의 무대라고 느껴질지도 모릅니다. 온갖 다양성과 모험이 가득한 공간이니까요. 사람들은 으레 성공한 사람들의 삶을 엿보며 동경하거나 시기하기도 하지만, 따지고 보면 그들은 '아웃라이어Outlier'라 불리는, 통계학적으로 표준과 정상 범위에서 매우 벗어난 이례적인 삶을 살았다는 것을 알게 됩니다. 대표적으로, 워런 버핏이나 빌 게이츠, 스티브 잡스, 일론 머스크 등이 있는데 분명한 건 이들이 학력이나 스펙을 중요하게 생각하며 진로를 준비하고 구직하지는 않았다는 사실입니다.[11-12] 기본적인 대학마저 중퇴한 사람들이고 대단한 자격증이나 스펙은 그다지 찾아볼 수 없었습니다. 본인들이 가장 관심 있고 좋아하는 일에 전념했을 뿐이죠. 남들이 어떤 길을 걸어가든 고정화된 사회의 기준이 무엇이었든, 본인들만의 기준과 철학, 가치관이 뚜렷했던 사람들입니다.

물론 이들이 유별난 천재였을지도 모릅니다. 하지만 정작 당사자인 그들의 이야기를 들어보면 지극히 평범한 가정에서 태어나 산전수전 어려움을 겪어 나가며 조금씩 성장해갔다는 것을 알 수 있습니다.

놀랍도록 재미있는 사실은 지구상에 모든 사람들의 유전적, 생화학적 차이 비율을 비교 분석해보면 고작 1퍼센트도 차이가 나지 않는다고 합니다.[13] 단순하게 선천적인 확률로만 계산해볼 때, 어떤 한 사람이 성공을 했다면 다른 누군가도 – 즉 당신도 – 성공할 확률이 대략 99퍼센트는 될 수 있다는 이야기입니다.

어쩌다 조금 더 돋보이는 사람이 나타날지는 몰라도, 본질적으로 99퍼센트가 동일한 유전적 특성을 가진 존재들이기 때문에 우리 모두가 공통적으로 성공의 DNA를 보유하고 있다고 봐도 과언이 아닐 겁니다. 진정한 차이는 후천적으로 어떠한 기준을 갖고 어떤 삶을 살아가며, 어떤 선택을 하는지에 달려 있습니다.

진로와 취업 스트레스로 잠 못 드는 당신을 위한 수면 코칭

미래의 진로와 취업 스트레스 때문에 잠을 못 자고 있다면, 다음의 질문을 스스로에게 한번 던져봅니다.

Q. 당신이 진정으로 원하는 것이 무엇이며, 당신의 가치를 실현할 수 있는 일이 무엇인지 잘 알고 있나요?

→ YES: 그러한 가치에 부합되는 직업이나 미래의 진로는 어떤 것들이 있나요?

→ NO: 스스로 사색하고 자신에 대해 탐구할 시간을 가져 본 적이 있나요?

만약 위 질문에 YES라고 대답했다면, 모든 가능성을 열어 놓고 본인의 진로에 대해 적극적으로 탐색해보세요. 어쩌면 당신에게 필요한 것은 직업과 진로에 대한 정보량이 부족했던 것일지 모르니까요. 오래전부터 부모나 학교에서 가르쳐온 극소수의 직업들이 전부라고 여겼을지 모릅니다. 그건 전적으로 당신의 잘못은 아닙니다. 세상에 얼마나 다양한 길이 존재하고, 또 성공한 많은 사람들의 사례가 있다는 사실을 몰랐을 뿐이니까요. 본인의 가치 기준에 부합하는 진로 방향을 세워보기 바랍니다.

만약 위 물음에 NO라고 대답했다면, 성공에 대한 기준과 타협하지 않을 본인만의 철학 및 가치관의 정립이 절실한 상황입니다. 이러한 것들을 발견해나가는 여정은 언제라도 전혀 늦지 않습니다. 죽음 직전이 되어서야 깨달음을 얻어 후회를 한다면 그때보다 늦은 것은 없겠지만요.

세계적으로 유명한 임상심리학자인 제임스 마르시아 박사는 자아 정체성에 대한 중요한 이론을 제안했습니다. 그중에서도 자아 정체성의 유예Identity Moratorium와 유실Identity Foreclosure은 오늘날 많은 현대인들이 경험하고 있는 상태인데, 자아 정체성을 찾기 위한 노력을 하고 있지만 아직 의사결정에 미치지 못한 상태(유예)이거나 여러 가능성에 대해 생각해보기도 전에 부모나 사회가 정해준 길을 그대로 수용하고 따라가는 상태(유실)를 말합니다.[14] 당신은 지금 어떠한 상태인가요?

#브레이너 제이의 일상 속 숙면 가이드

❶ 삶의 중심 세우기

삶의 중심은 나의 가치관, 즉 자아 정체성을 말합니다. 많은 일들에 대한 우선순위 기준이 되며, 문제를 대하는 태도와 방식을 결정합니다. 혹시 남이 만든 길을 생각 없이 따라가고 있지 않나요? 외부 압력이나 주변 시선 따위에 크게 흔들리지 않는 확고한 삶의 중심을 먼저 세워보세요. '나는 무엇을 통해 행복감을 느끼는 사람인가?' '내가 진정으로 원하는 것은 무엇인가?' '나는 어떤 사람이 되고 싶고, 어떤 사람으로 기억되고 싶은가?' 더불어 지금까지 내가 정답이라고 믿고 있던 삶의 진로에 대해서도 되물어보세요. '이게 정말 유일한 정답일까?' '다른 답은 없는 걸까?'

❷ 하루 한 번, '나'와의 만남 갖기

낮 동안 혹은 일과를 마친 저녁 시간에 딱 10분만이라도 '나'와 만나는 시간을 가져봅니다. 의식이 끊임없이 외부로 쏠리는 삶에서는 당신만의 해답을 발견할 수 없습니다. 이를 자기고찰Self-enquiry이라고도 하며, 스스로 질문하고 답을 해보는 자문자답의 시간을 통해 자기 자신에 대한 깊은 몰입감과 자신감을 회복할 수 있습니다. '오늘 하루 어땠니?' '지금 내 마음은 편안하니?'

'기분이 어떠니?'처럼 실제 관심 있는 누군가에게 질문하듯 나에게 대화를 건네어보세요.

❸ 취침 전, 다 내려놓고 잠에 들기

잠자리에 눕기 전 30분 정도 멈춤의 시간을 가져보세요. 쉴 새 없이 달려가는 경주마를 잠시 진정시켜 멈춰 세우듯, 꼬리에 꼬리를 무는 걱정과 의도, 생각들을 멈춥니다. 현재에 집중할 수 있는 마음 챙김 명상이나 478 호흡법 ('함께 보면 좋은 콘텐츠' 참고)과 같이 숨에만 온전히 집중할 수 있는 방법들도 도움이 됩니다. 단, 이러한 것들을 할 때조차 '열심히' 하려는 마음보다는 편안하게 '내려놓는 마음'으로 해보시기 바랍니다.

준비 중인 시험 공부와
성적 스트레스

삼수는없다

수험생이라 안 그래도 잠을 오래 못 자는데, 수능도 얼마 남지 않아서 불안한 마음 때문에 잠도 잘 오지 않습니다. 내가 자는 동안에도 다른 애들은 공부하지는 않을까 신경이 쓰여요.

나는솔로공시생

오랫동안 준비해온 공무원 시험을 준비 중이에요. 하루 종일 공부하다 보니 잠자리에 누워서도 공부한 내용들이 계속 떠오르고 다가올 시험이 걱정되어 숙면을 못 합니다.

안졸리나피곤

좋은 성적을 유지해야만 좋은 대학에 들어갈 수 있어서 성적 관리에 엄청 예민해져요. 몸은 분명 피곤한 것 같은데도, 정신은 오히려 멀쩡하고 신경이 예민해서 답답해요. 어떻게 하면 긴장을 풀고 푹 잘 수 있을까요?

시험이나 성적에 대한 고민과 걱정은 잠을 못 이루게 하는 주범 중 하나입니다. 남들 다 겪는 과정이고 누구나 다 하는 공부라지만, 아무도 예측할 수 없는 시험 문제와 미래를 좌지우지하게 될 시험 성적 때문에 마음이 매우 불안해지곤 합니다. 더욱이 하루 종일 책상 앞에 앉아 공부를 하면 목과 허리에도 무리가 가다 보니 마치 끝이 보이지 않는 고된 싸움처럼 느껴집니다.

시험과 성적이 인생을 결정짓는다는 기저신념

사실 모든 시험이 다 불안하고 두렵게 느껴지지는 않습니다. 가벼운 쪽지 시험이거나 혼자서 보는 모의시험일 경우라면 말이죠. 하지만 똑같은 모의시험이라 할지라도 공식적으로 시행되는 모의고사인 경우, 또는 학기마다 진행되는 중간고사와 기말고사 등에서 우리는 더 큰 스트레스를 느끼며 잠까지 설치는 경험을 합니다. 만약 수능이나 공무원 시험처럼 더 무겁고 인생에 직접적인 영향을 주는 시험일 경우엔, 훨씬 더 큰 스트레스와 불안감을 겪게 되죠. 특히 우리나라에서는 수능이 인생의 방향을 결정짓는다는 사회적 통념 때문에 수험생들의 심적 부담과 압박감은 극에 달하게 됩니다. 수년간을 열심히 노력하고도 단 한 번의 실수만으로 인생에 커다란 오점을 남길 수 있다는 두려움 때문입니다.

그런데 흥미로운 사실은 쪽지 시험이든, 공무원 시험이든, 대학수학능력시험이든 간에 시험을 보는 형태와 방식은 거의 다 비슷하다는 점입니다. 한 공간에 수험생들을 모아놓고 종이 몇 장 나눠주며 정해진 시간 동안 문제를 풀게 합니다. 심지어 주관식이거나 객관식 질문 형태인 점, 보기 지문의 수까지도 모든 시험이 거의 비슷합니다. 이러한 사실에도 불구하고, 우리는 왜 특정 시험들에서만 유독 더 큰 스트레스와 불안감을 경험하는 것일까요? 그 해답은 바로 '의미 부여'와 '맹목적 믿음' 때문입니다.

만일 모 고등학교에서 학생들을 모아놓고 6개월 뒤에 있을 쪽지 시험은 "수능만큼이나 여러분 인생에 아주 중요할 것"이라고 강조를 했다고 가정해봅시다. 다른 건 몰라도, 학생들은 극도로 긴장하며 해당 쪽지 시험을 위해 밤낮 없이 공부할 것입니다. 너무 당연한 이야기를 시시콜콜하게 한다고 생각할지 모르겠지만, 여기엔 우리가 간과해선 안 될 중요한 개념이 담겨 있습니다. 사람은 기본적으로 '믿는 것을 믿도록' 프로그래

스트레스로 인해 잠 못 드는 밤

밍되어 있습니다. 다시 말해, 주변에서 누가 말을 했든 안 했든, 본인 스스로가 중요하다고 믿는 순간 그것은 중요한 가치가 되어버린다는 것입니다.[15-16]

과학문명이 발달하지 않은 사회에서는 마을의 1000년 된 나무가 사람들을 보호한다는 이야기가 떠돌면 부족한 음식도 십시일반 모아서 제사를 지내기도 하며, 모난 돌멩이가 소원을 들어준다는 소문을 듣고 매일같이 찾아와 기도를 하기도 합니다. 이러한 행위들이 우습게 들릴 수 있지만, 실제 모든 인류의 조상들이 유사한 방식으로 삶을 살아왔으며 심지어 현대에도 비슷한 방식의 행위들이 이어지고 있습니다.

사람들은 '의미 부여'에 매우 민감하고 취약한 경향을 보입니다. 특히나 어린 시절부터 부모나 학교에서 또는 사회에서 지속적으로 '중요하다고 강조한 시험'일 경우라면 두말할 나위 없겠죠. 물론 수능이 어느 정도 우리 삶에 직간접적인 영향을 주는 것은 부인할 수 없습니다. 하지만 쪽지 시험과 모의고사와 수능이 크게 다르지 않을 수 있다는 진실을 받아들이는 것이 시험에 대한 근본적인 스트레스를 해소하는 방법이 될 수 있습니다.

또 사람에 따라 동일한 시험에 대해서도 스트레스를 느끼는 정도가 다릅니다. 이는 개개인이 시험에 대해 받아들이고 있는 수준과 의미 부여하는 크기의 차이 때문입니다. 그다지 공부에 관심 없는 친구가 시험 일이 다가온다 한들 별로 스트레스를 받지 않는 것과 같습니다. 그런데 전교 1등인 학생은 등수를 지켜야 한다는 부담과 이 자리를 놓치면 큰일이 일어날지도 모른다는 내면의 생각들로 인해 압박감을 키우게 됩니다. 사실 생존에 위협을 줄 정도의 치명적인 일은 벌어지지 않을 텐데도 말이죠.

이러한 의미 부여는 주변에서 오기도 하지만, 대부분 자기 자신이 선택하고 부여한 의미들이 많습니다. 가령, 내가 이 공부에 얼마나 많은 노력을 쏟아부었고 얼마나 큰 기대를 거는지, 앞서 전교 1등의 생각처럼 이 시험의 결과가 나에게 어떤 영향을 미칠지에 대한 것들까지 미리 의미 부여함으로써 말입니다.

실제로 병원에서는 불안, 강박, 우울 등 정신적 문제를 호소하는 환자들에게 인지 치료를 시행하는데, 환자들의 불필요한 의미 부여나 과장된 해석, 왜곡된 추측 등을 교정함으로써 정신질환들을 치료하는 방법입니다.[17] 따라서 학업이나 시험, 성적에 대하여 나도 모르게 너무 과도한 의미 부여를 하고 있지는 않은지, 그로 인해 스트레스를 더 키우고 있는 건 아닐지 살펴볼 필요가 있습니다.

학업과 시험, 성적 스트레스로
잠 못 드는 당신을 위한 수면 코칭

시험과 성적 스트레스 때문에 잠을 못 자고 있다면, 다음의 질문을 스스로에게 한번 던져봅니다.

Q. 시험과 성적이 당신의 인생에 막대한 영향을 미친다고 생각하나요?

→ **YES:** 시험과 성적이 당신의 삶에 어떤 의미가 있나요?

→ **NO:** 시험과 성적 이외에, 당신의 학업과 관련된 주요 스트레스들은 어떤 것이 있나요?

미국의 심리학자이자 과학사 전문가이며 세계적인 과학 저널 〈Skeptic〉의 창립자인 마이클 셔머 박사는 인간의 뇌를 '신념 엔진Belief Engine'이라 칭하며, '신념 기반 현실화Belief-Dependent Realism'라는 과정을 통해 우리가 믿는 것이 우리의 현실을 결정한다고 강조했습니다. 그는 인간의 진화 과정에서 수풀이 흔들리는 것을 보며 맹수가 숨어 있으리라 믿음(강한 추측)을 가진 개체들이 상대적으로 생존할 확률이 높았다는 데에서 믿음과 의미 부여의 행위가 인간의 뇌 속에 깊이 자리하게 된 진화적 배경을 설명했습니다. 그의 이론에서 주목할 만한 점은 인간의 뇌가 믿음을 만드는 것이 먼저이며, 이성적 근거들은 그다음에 따라

온다는 것입니다.[18]

쉽게 말해, 이미 믿게 된 것이 있으면 그 믿음을 강화하기 위한 목적으로 합당한 근거들을 찾아가며 살을 붙여나간다는 뜻입니다. 믿는 것이 현실이고 그것을 더욱 현실감 있게 느끼기 위해 스스로 자기 강화를 하는 셈입니다. 과연 우리가 당연하게 여기며 오랜 시간 의미를 부여해온 사실이 실제로도 그러한 걸까요? 시험을 못 보면 정말로 인생을 망치게 되고, 성적이 낮으면 사회에서 도태되어 앞날의 기회들을 대부분 잃어버리게 되는 걸까요? 인생의 행복이나 만족, 성공과 성취라는 개념들이 단지 젊은 나날의 몇 차례 평가에 의해 결정되어 버리는 그토록 단순한 것들일까요? 만약 그렇다면, 좋은 학력과 좋은 스펙을 가진 사람들이 모두 행복과 만족의 삶을 살아가고 있지 못한 이유는 무엇이며, 대학교를 중퇴하고도 성공의 역사를 쓴 초일류 기업의 CEO들이나 초등교육만 받고도 미국 건국의 아버지가 된 벤저민 프랭클린 같은 인물들은 어떻게 나올 수 있었을까요?[19]

인생에 중대한 영향을 줄 것이라 믿고 있는 학업과 시험에 대해 좀 더 이성적이고 성숙한 인식이 필요한 것일지 모릅니다. 단지 그렇게 믿어왔고, 혹은 그렇게 믿고 싶기 때문에 더욱 현실화되어 버린 것은 아닐지, 그리고 그로 인해 하루하루를 무의미한 불안과 스트레스 속에서 살아가고 있는 건 아닐지요.

#브레이너 제이의 일상 속 숙면 가이드

❶ 시험과 성적에 대한 인식 바꾸기

학업과 시험, 성적 모두 중요합니다. 하지만 지나치게 과장되어 버렸거나 왜곡된 믿음을 갖고 있다면 스트레스는 필요 이상으로 더 커질 수밖에 없습니다. 시험과 성적이 인생을 결정 짓거나 미래의 행복이나 성공을 보장해주지는 못합니다. 당신의 미래에 분명 도움을 줄 수 있지만, 그것들이 충족되지 못해도 당신의 생명 자체엔 아무런 지장이 없습니다. 자기계발과 자아실현의 관점에서 최선을 다해 노력하되, 과도한 기대나 걱정은 멈추어도 괜찮습니다.

❷ 하루 10분 이상 운동하기

건강한 정신은 건강한 몸에서 나온다는 말이 있습니다. 실제로 뇌의 컨디션이 최상이 되려면 신체 건강과 자기관리가 필수입니다. 장시간 공부와 시험은 심신의 지구력 싸움이기도 합니다. 플랭크 같은 근지구력 운동을 추천하며, 경직된 몸을 풀어주는 스트레칭이나 혈액 순환을 돕는 조깅 등의 유산소 운동도 좋습니다. 하루 최소 10분 이상, 매일 꾸준히 루틴을 만들어 운동해보기 바랍니다.

❸ 하루 3~5번 틈틈이 재충전하기

공부는 정신적 에너지 소모가 큰 활동인 만큼, 뇌와 몸속에는 노폐물이 많이 발생할 수 있습니다. 운동만큼 중요한 것은 틈틈이 휴식하며 재충전의 시간을 갖는 것입니다. 수업이나 시험 시간 사이에 존재하는 쉬는 시간을 오롯이 휴식을 위한 시간으로 활용해보세요. 쉴 때 쉬고 공부할 때 공부하라는 말이 단순한 잔소리 같지만 기대 이상으로 효과적인 뇌 효율 전략입니다. 막간의 쉼들을 통해 집중력과 기억력, 학습효율 등을 최대치로 만들어보세요.[20]

연인, 부부 등
가까운 인간관계 스트레스

잘못된만남

애인이 제 지인과 눈이 맞아 저에게 이별을 통보해왔습니다. 슬픈 것도 슬픈 거지만 너무 화가 나요. 자려고 누웠다가도 울화가 치밀어서 밤새 별 생각을 다합니다.

아낌없이주는나무

사랑받고 싶은데 현실은 제가 더 사랑하는 것 같아요. 항상 그 사람은 뭘 하고 있을까 궁금하고 연락도 계속 먼저 하고…. 정작 그 사람은 저만큼 그러질 않는 것 같아서 속상해요. 자려고 누웠다가도 서운한 마음에 잠자리를 뒤척여요.

결혼지옥

이혼을 생각하고 있습니다. 상대에 대한 애정이 남아 있지만, 미움도 너무 커져버려서 얼굴만 봐도 견디기 힘드네요. 상처 받은 마음과 어디에도 속 시원히 말 못 할 답답함 때문에 자다가도 벌떡 일어나서 뜬눈으로 밤을 지새웁니다.

누구나 사랑하는 연인 때문에 마음이 아파 잠을 뒤척여본 경험이 있을 겁니다. 상대방이 내 마음을 알아주지 못하거나 내 기대에 못 미쳤을 때 실망하게 되고, 여기에 서운함이 북받쳐 올라 다툼으로 이어지기도 합니다. 그리고 이 과정이 계속 반복되다 보면 관계에 대한 스트레스와 상처로 인해 감정의 골이 조금씩 깊어지게 됩니다. 마치 애증의 관계처럼, 사랑하지만 동시에 미운 마음도 계속 교차하기 때문에 '내 맘을 나도 몰라' 상태가 되어 더 복잡하고 꼬여버린 듯 느껴지기도 합니다.

가장 가깝고도 먼, 완벽한 타인

　오랜 세월 그래왔듯, '사랑'이란 건 참으로 묘합니다. 뇌과학적으로 볼 때, 사랑하는 사람과 친밀한 관계를 맺으면 '옥시토신Oxytocin'이라는 호르몬이 분비됩니다. 이 호르몬은 스트레스와 불안 지수는 낮춰주고, 행복감과 만족감을 높여주는 것으로 잘 알려져 있습니다. 심지어 부상을 입었거나 상처 받은 사람의 회복 속도 또한 높여준다고 합니다.[21]

하지만 역설적이게도, 두 사람 간에 형성된 더 깊은 친밀감과 애착이 오히려 상대방에 대한 기대와 바람, 집착 등으로 발전할 수도 있습니다. 그리고 이러한 문제는 비단 연인, 부부 간에만 일어나는 것은 아니며 가장 가깝다고 느끼는 모든 인간관계에서 생길 수 있습니다. '가장 친한 친구이니 이 정도 부탁은 들어주겠지' '맏아들이니 부모를 부양해야지' '내 마음을 다 줬으니 날 온전히 이해해줄 거야' 같은 믿음이 마음속 깊이 자리하게 되는 것입니다.

하지만 우리가 절대적으로 간과해서는 안 될 '진실'이 있다면, 그것은 내가 얼마나 상대방을 믿고, 사랑하는지에 대한 사실보다도 우리는 각자 '완벽한 타인'이라는 사실입니다. 다른 성격을 가지고 다른 환경에서 자라나 다른 경험들을 바탕으로 길러진 완벽히 다른 사람인 것입니다. '우리가 남이야?'라고 가까운 사람에게 으름장을 놓기도 하지만, 사실 우리 모두는 완벽한 '남'이 맞습니다. 여기서 출발해야만 얽히고설킨 서럽고 복잡한 관계의 역설들을 해결해나갈 수 있죠.

얼마나 신뢰하는지, 얼마나 가까운지 같은 의미들은 상대방에 대한 나의 개인적인 믿음이고 바람일 뿐, 실제로는 상대방과 합의한 적도, 합의할 수도 없는 보이지 않는 가치 기준들일 뿐입니다. 대부분은 내적 기대와 바람들로, 지극히 상대적이고 주관적인 기준이죠. 이 사실이 다소 차갑고 매정하게 들릴지도 모르겠습니다. 동의하기 힘들 수도 있습니다. 하지만 실제로 우리가 살아가면서 '중요하다'고 정의하는 대부분의 것들은 본래엔 특별한 의미도 없던 대상에 내가 '중요한 의미'를 부여함으로써 만들어진다는 사실을 이해해야 합니다. 그것이 단지 주관적인 이유이든, 사회에서 그렇게 하도록 부여한 것이든, 윤리적인 가치 기준에서 비롯되었든 말입니다.[22]

만약 상대방에 대한 아무런 기대가 없었다면, 그 사람에 대한 서운한 감정이 여전히 많을까요? 아무런 유대감과 애착도 형성되지 않은 상대방이라면 기본적으로 아무런 기대와 바람도 있을 수 없습니다. 가장 기초적인 윤리 기준을 제외하고는 말입니다. 바로 이 지점에서 역설이 발생하는 것으로, 나와 가깝고 친밀하니까 생겨나게 되는 여러 바람과 기대감이 오히려 친밀한 관계를 족쇄 채우듯 무겁고 부자연스럽게 만듭니다. '당신은 나의 배우자니까' '너는 내 베프니까' '우리는 연인이니까' 같은 의미 부여된 조건들과 함께 말이죠.

좀 더 깊이 통찰해본다면, 이러한 마음들은 '나'라고 하는 개념의 확장에서 비롯될 수 있습니다. 소위 '소유'에 대해 이야기할 때, '나의 집' '나의 차' '나의 옷' '나의 사람'처럼 '나'라고 하는 개념을 작고 유한한 몸에 국한시키지 않고 조금씩 경계를 넓혀 나가며 '자기 인식의 범위'를 확장시킵니다.[23]

이것은 자신의 세계관을 발전시키는 데에 도움이 될 수 있지만, 그러한 것들과 동일시하는 마음이 커질수록 더 큰 고통과 스트레스를 경험할 수도 있습니다. 왜냐하면 '나'라고 정의하는 것들에 대해 소유를 넘어서 '통제'하려는 욕구가 커지기때문이죠. 내 몸을 내가 마음먹은 대로 움직일 수 있다고 생각하듯이 나의 사람에 대해서도 내 뜻과 내 방식대로 움직이기를바라게 됩니다.

하지만 완벽한 타인이자 독립된 자아를 가지고 살아가는상대방이 과연 내 뜻대로, 내 바람대로만 움직여줄까요? 절대그렇지 않겠죠. 여기에서 스트레스가 더욱 커지는 것입니다.현실과 바람 사이에 간극이 또 한번 생겨나니까요. 내가 정의한 틀 안에서, 내가 원하는 방식대로 상대가 행동하기를 기대하는 이 모습은 어쩌면 스릴러 영화에서 볼 법한 사이코패스의모습처럼 보일 수도 있지만, 정도의 차이만 있을 뿐 대부분의사람들이 실제 이러한 방식으로 관계를 맺고 기대하고 상처 받으며 살아가고 있습니다.

가까운 인간관계 스트레스로
잠 못 드는 당신을 위한 수면 코칭

연인, 부부, 혹은 가까운 친구로부터 받는 스트레스 때문에잠을 못 자고 있다면, 다음의 질문을 스스로에게 던져봅니다.

Q. 당신과 가장 가까운 사람에게 유독 더 많은 기준과 잣대를 들이밀고 있진 않나요?

→ **YES:** 가까운 상대로부터 스트레스를 많이 받고 있다면, 그 사람에게 기대하는 점들과 바라는 점들을 글로 한번 적어보시기 바랍니다. 심리적 아픔과 스트레스를 감내할 정도로 그러한 기준들이 의미가 있나요?

→ **NO:** 상대에 대한 기준이 많지 않다면, 혹시 현실과 기대 사이에 간극이 있지는 않나요? 상대가 도무지 채워줄 수 없는 너무 큰 한 가지 바람을 갖고 있는 것은 아닐까요?

가까운 상대에게 무언가를 바라는 것은 어쩌면 생명이 지닌 자연스러운 본능일 수 있습니다. 새끼가 어미에게 보호를 받고 먹이를 바라는 것처럼 말입니다. 암컷 동물이 수컷에게 사냥을 기대한다면, 수컷은 암컷에게 새끼의 양육을 기대하는 것처럼 말입니다. 물론 인간과 같은 방식으로 고도화된 의식은 아니겠지만, 본능적인 믿음일 수는 있습니다. 이 같은 본능이 자연스럽게 우리의 DNA에도 분명 새겨져 있기 때문에 가까운 대상으로부터 사랑을 갈구하고 욕구를 충족하기 위해 기대하는 행위들을 완전히 멈추기는 어려울지도 모릅니다.

하지만 그렇다고 다른 동물들이 인간만큼 이별을 경험하고 극심한 다툼에 잠 못 이루며 상처투성이가 되지는 않습니다.

의식적으로 진화된 인간이 더 많은 것을 바라게 되고, 더 많은 것을 기대하며, 더 복잡한 감정과 의미들을 부여하기 때문일 수 있습니다. 아무리 가깝고 나를 이해해줄 수 있는 사람일지라도, 상대방은 엄밀히 나와 다른 고유의 자아를 가진 '타인'이라는 점을 인지해주세요. 그렇기에 내가 바라는 대로 상대가 움직여줄 수 없고, 내가 기대한 것에 항상 맞춰줄 수 없다는 걸 받아들이는 겁니다. 생각과 입장이 다르다고 대립하기보다 그 자체로서 존중하는 마음이 필요한 것입니다. 내 기대를 저버렸다고 서운해하기 이전에 나의 기대와 바람이 그 사람에게는 어떻게 전해지는지를 소통하는 것이 먼저입니다.

필요하다면 서로 간의 약속을 통해 지켜야 할 규칙들을 정해볼 수 있겠죠. 부부 클리닉에서 진행하는 심리치료의 내용을 보면, 가장 먼저 하는 것이 배우자 간에 서로 다른 생각과 입장의 차이가 있음을 인식하도록 도와주는 것입니다. 그다음에 상대방이 나의 기준에 벗어나는 행동을 했을 때, 내 안에서 일어나는 반응들을 관찰해보는 것입니다. 지나친 추측이거나 습관적으로 올라오는 감정 반응들을 말입니다.[24]

#브레이너 제이의 일상 속 숙면 가이드

❶ 두 가지 사실 기억하기

첫째, 아무리 가깝고 편해도 상대방은 '완벽한 타인'입니다. 나와는 완전히 다른 독립된 주체로서 상대방을 인식하며, 지나친 기대와 바람들이 지극히 주관적인 나의 기준이라는 사실을 수용해봅니다. 둘째, 누구도 '완벽한 사람'은 없습니다. 설령 기대에 벗어나거나 믿음을 저버리는 행동을 할지라도, 내가 실수를 하듯 상대방도 완벽하지 않다는 점을 기억해주세요.

❷ 감정 해소 시간 갖기

아무리 주변에서 잘못을 했다 한들, 감정은 누가 뭐래도 내 안에서 일어나는 나만의 문제입니다. 남 탓을 백날 해도 감정을 해소하는 데 도움이 되지 않습니다. 술로 억누르거니 회피할 수도 없습니다. 따라서, 감정적 상대에 있을 때 관계에서 잠시 벗어나 나만의 시간을 갖는 것이 필요합니다. 스스로 감정의 주도권을 온전히 되찾고, 내면에 응축된 에너지를 발산한 후에 관계를 다시 이어나가도 늦지 않습니다. 땀이 나는 고강도 운동이나 30분 이상의 유산소 운동처럼 몸을 쓰는 것이 감정 해소에 많은 도움이 됩니다.[25]

❸ 현재에 집중하기

과거의 아픔과 상처가 많을수록 관계는 복잡하게 꼬이기 쉽습니다. 하지만 관계는 현재에 이뤄지는 것입니다. 상대를 바라보는 여러 겹의 색안경도 잠시 벗어놓고, 현재에만 온전히 집중해봅니다. 지금 이 순간 상대방의 떨리는 목소리, 눈빛, 미세한 움직임, 맞닿은 피부의 감촉, 그리고 나의 숨. 이러한 '현존하기' 훈련을 통해 관계에 대한 근본적인 스트레스를 해결할 수 있습니다.[26]

동료, 상사 등
직장 내 인간관계 스트레스

묵언수행중

소심하고 내성적이라 사람들과 잘 지내는 게 어렵습니다. 사람들이 나를 싫어하지는 않을지, 도움을 부탁하기도 힘들어요. 나는 왜 이럴까요? 밤마다 출근만 생각하면 잠이 안 와요.

내품에사표

저의 직속 상사가 별것도 아닌 일에 자꾸 꼬투리 잡아서 힘들게 합니다. 원래 그런 사람이라고는 주변에서 그러지만, 왜 나만 이런 상사 때문에 고생하는지 억울해요.

통화량이너무많아

전화로 고객들을 응대하는 직업인데, 사람들의 갑질을 견디기 힘들어요. 자기가 뭐라도 되는 것처럼 막말도 하고 저를 대놓고 무시하는데, 당황해서 말도 안 나오고 눈물도 나고 너무 힘듭니다. 화도 나고, 슬픈 마음에 매일 밤잠도 설쳐요.

직장 동료나 상사, 고객과의 문제는 언뜻 보면 다를 것 같지만 실상은 매우 비슷한 점이 많습니다. 공통적으로 일하는 환경에서 벌어진다는 점은 말할 것도 없겠고, 그렇다 보니 나의 생계와도 직결되어 관계를 피하거나 끊을 수도 없다는 점이 가장 큰 문제입니다. 어렵게 입사한 만큼 쉽게 그만두기도 억울하고, 자주 옮기거나 적응하지 못하면 커리어의 오점으로 남을 수 있어 이도 저도 못 하는 상황입니다. 나만 낙오자가 되기도 싫고, 다른 사람들은 다 잘 버티며 살아가는 것 같은데 나는 왜 이렇게 힘든 걸까요?

스트레스에 맞서는 네 가지 방식

　뇌는 어떠한 문제에 당면할 때, 그 문제로 인식되는 대상과 맞서 싸우거나 도망가는 방식 중에 선택을 하도록 설계되어 있습니다. 일명 '투쟁 혹은 도주 반응 Fight-or-flight response'이라고 부릅니다. 그런데 놀랍게도, 투쟁하거나 도주하기 힘들다고 판단될 때에는 또 다른 반응이 존재하는데, 이러지도 저러지도 못하고 그대로 얼어버리는Freeze 반응입니다. 이 세 가지를 한 번에 '3F 반응'이라고 하죠. 이 반응들은 우리가 스트레스 상황을 인식할 때 즉각적인 행동을 취하도록 도와주는 생물학적인 본능입니다. 그리고 여기에 더하여 최근에는 심리적인 반응이 하나 더 추가되었는데, 일명 '비위 맞추기Fawn' 반응입니다.[27-28] 이렇게 총 네 가지 스트레스 반응에 대해 깊이 이해한다면, 직장에서 경험하는 스트레스가 어떤 이유 때문인지 알 수 있고 이를 통해 보다 현명한 해결책을 찾을 수 있습니다.

우선 직장 내 인간관계는 자의적이라기보다 타의적인 관계에 가깝습니다. 학교에 다닐 때는 나랑 잘 맞는 친구들만 사귈수 있었지만 직장에 들어와서는 그럴 수가 없는 것이죠. 만약 내가 이 관계를 통제할 수 있다면 마음이 그토록 힘들지는 않을 겁니다. 하지만 내가 통제할 수 없는 환경과 상황, 사람들이기 때문에 이러지도 저러지도 못하고 그저 답답한 마음뿐입니다. 앞서 소개한 투쟁과 도주가 어려운 환경이기 때문에, 경직되고 얼어버리거나 순응하듯 비위 맞추기 반응으로 이어지게 되는 것이죠. 차라리 다른 동료들처럼 '비위라도 잘 맞춰서 상황이라도 원만하게 만들 수 있다면 어땠을까?'라고 신세 한탄할지도 모릅니다. 하지만 이것도 근본적인 스트레스 해결책은 될 수 없습니다.

대부분의 심리적인 스트레스는 기본적으로 우리 내면의 욕구(혹은 바람)와 현실 상황 사이의 간극에서 비롯된다고 볼 수 있습니다. 이 간극이 크게 느껴질수록 욕구의 결핍 또한 커지게 되며 스트레스를 경험하게 되는 것이죠.[29] 그런데 현대사회에서 스트레스의 요인이 더 복합적인 이유는 내가 바라는 것, 즉 욕구 자체가 너무 많기 때문입니다. 그러다 보니 욕구 간에 서로 상충되는 문제도 생깁니다.

예를 들어, 내가 원하는 것은 생계를 위해 돈을 버는 것이라고 해봅니다. 그런데 여기에 더 많은 욕구가 추가되는데, 다른 사람들에게 잘 보이고 싶은 지위와 인정의 욕구도 있고, 또 내가 원하는 일을 하고 싶어 하는 자기실현 욕구도 있습니다. 당장 생계를 위해서 돈을 벌어야 하는 일을 하고 있다면, 내가 하고 싶지 않은 일을 할 때 자기실현 욕구가 충족되지 못하여 스트레스가 생기게 되고, 그렇다고 일을 그만둔다면 주변 사람들에게 낙오자로 찍히게 되어 인정의 욕구에 문제가 생기게 됩니다. 이렇듯, 서로 얽히고설켜 상충되는 욕구들이 복합적으로 존재하기 때문에 투쟁하거나 도주할 수도 없이 경직되어 버리는 것이죠. 이러한 상황은 직장 동료이든, 상사이든, 한번 보고 말 고객이라 할지라도 마찬가지입니다. 문제에 대한 해결 없이 그저 경직된 채 참고 버티는 것이 이 관계들을 대처하는 유일한 방법이라 느끼기 때문이죠.

직장 내 스트레스로 잠 못 드는 당신을 위한 수면 코칭

직장 동료, 상사, 고객으로부터 받는 스트레스 때문에 잠을 못 자고 있다면, 다음의 질문을 스스로에게 한번 던져봅니다.

Q. 지금 맞닥뜨리고 있는 인간관계 문제에 대해 직접 부딪쳐보거나 회피할 수 있나요?

→ YES: 문제 해결의 여지가 많은 편입니다. 이 문제를 일으키는 당사자와 직접적인 소통을 시도해볼 수 있나요?

→ NO: 당신 내면의 바람들을 단순화하고 가장 중요한 우선순위에 집중해볼 수 있나요?

내게 스트레스를 준 당사자에게 '내 생각은 이러한데, 당신의 생각은 어떠한지' '당신의 행동을 통해 나는 이러한 감정을 받고 있는데, 태도를 바꿔줄 수 있는지' '당신의 그 언행에 담긴 진정한 의미가 무엇인지' 등에 대하여 직접 소통을 함으로써 문제에 부딪쳐보는 것이 가장 우선적인 해결책입니다. 하지만 만약 아무리 노력해도 대화가 되지 않는 사람이라면, 더 윗사람 또는 주변인의 도움을 받아 부서를 옮기거나 자리를 바꾸는 등 문제로부터 조금이나마 피할 수 있는 방법을 찾아보는 것도 필요합니다.

만약 문제에 직접 부딪치거나 피할 수 있는 상황이 도무지 아니라면, 앞서 심리적 스트레스가 발생하는 근본적인 원리에 대해 이야기한 것처럼 내면에 존재하는 많은 바람과 욕구들을 단순화시켜보는 것이 가장 도움되는 방법일 수 있습니다.

아쉽지만 모든 것을 내가 희망하는 대로 이룰 수는 없습니다. 원치 않는 일, 원치 않는 환경, 원치 않는 관계라는 내면의 정의들을 덜어낸다면 스트레스를 해소하고 보다 목표에 집중된 상태로 들어갈 수도 있습니다.

자기 일만 하는 사람보다 이것저것 여러 가지를 신경 쓰는 사람이 오히려 더 쉽게 상처 받고 고생을 한다는 말을 들어본 적 있을 겁니다. 자기 일만 하는 사람을 이기적이라고 비난할 수 있을지 모르지만, 사실 이러한 사람들은 자기가 세운 목표와 기준에 매우 집중된 사람일 수도 있습니다. 남을 도와주거나 소통하는 능력이 조금 떨어질 순 있지만, 스트레스에 대한 민감도는 매우 낮을 것입니다.

따라서, 지금 이 순간 내 삶에 가장 중요한 가치와 기준이 무엇인지를 스스로 세워보고, 그 한 가지에 우선적으로 모든 집중을 기울여보는 연습을 하면 어떨까요? 그 우선순위가 만약 생계라면 주변 사람들을 신경 쓰거나 사회적 지위와 인정 따위는 과감히 내려놓고 생계에 모든 포커스를 맞추어 선택해보는 것입니다. 이 경우라면, 일자리를 옮기는 것도 충분히 가능하겠죠. 생계를 유지할 수 있는 방법은 생각보다 많고 다양하니까요.

만약 자기실현이 가장 중요한 가치라고 한다면, 원치 않는 일을 하게 되는 환경에서 과감히 벗어나 가슴 뛰는 일에 집중하는 것이 필요합니다. 이때는 생계나 경제적 활동에 대한 욕구도 잠시 내려놓습니다. 세상에 이미 많은 사람들이 대기업이나 안정적인 고연봉 직장이 아니더라도, 본인이 원하는 일을 하며 생계도 잘 유지하고 있습니다.

만약 커리어와 사회적 지위에 대한 기준이 삶의 우선가치라 한다면, 이 시간을 버티는 것에서 무엇과도 타협하지 않습니다. 당장 나의 정서적 행복감이나 자기실현과는 거리가 멀지언정 목표가 분명하기 때문에 가시밭길을 걸어서라도 가는 것입니다.

이러한 선택과 결정이 다소 이상적이게 들릴지 모르겠으나, 우리가 해본 적이 없어서 어렵게 느껴질 뿐 사실 가장 현실적이고 문제를 해결하는 데 효과적인 방법입니다. 복잡한 문제를 해결하는 데 있어 14세기 영국의 철학자 윌리엄 오컴이 제시한 '오컴의 면도날Occam's razor 이론'이 있습니다. '복잡하게 보이고 상충되는 수많은 가정들 중에서 가장 심플한 것이 정답이다'는 원리로, 현대과학과 경제학·철학 등에서 널리 사용되고 있는 개념입니다. 문제를 단순화해야 정답이 보입니다.[30]

#브레이너 제이의 일상 속 숙면 가이드

❶ 적극적으로 문제 상황 조정하기

애매하고 수동적인 상태는 문제를 악화시킬 뿐입니다. 내가 지금 이 상황과 관계 문제에 직면하여 해결할 수 있는가, 아니라면 이직이나 부서 이동, 공간의 분리 등을 통해 문제를 피할 수 있는가 등을 적극적으로 생각해보세요. 불가능한 상황이란 것은 없습니다. 현실의 모든 주도권이 '나'에게 있다는 사실을 믿어주세요. 현실을 변화시킬 수 있는 모든 권리와 힘이 나에게 있습니다.

❷ 한 가지 최우선순위 찾기

직업 활동과 관련하여 본인이 중요하게 생각하는 가치들을 모두 적어보세요. '돈도 많이 벌고 싶고, 인정도 받고 싶고, 도전하기는 싫고, 좋아하는 일은 하고 싶고' 등 많은 내적 바람들이 있을 수 있습니다. 현재의 직장에서 받고 있는 스트레스가 특히 어떤 욕구에서 문제가 생긴 것인지를 이해해보며, 가장 중요한 가치에 집중하여 문제를 단순화해보기 바랍니다. 여러 다양한 욕구 중, 최우선순위 욕구에 집중하는 것입니다.

❸ 주 3회 이상 스트레스 해소하기

몸을 쓰는 운동을 통해 내면에 쌓인 스트레스를 표출해보세요.[31] 정서적인 스트레스가 크다면, 나를 공감해줄 수 있는 가족이나 친구와 함께 대화의 시간을 가져보세요. 주변 사람들로부터의 지지와 응원을 통해 큰 위안을 느낄 수 있습니다. 또는 명상, 요가 등의 심신이완을 습관화하며, 현재에 집중하는 연습을 해보세요. 나만의 스트레스 해소법을 주 3회 이상 꾸준히 실천해본다면 스트레스에 강한 사람이 될 거예요!

통증, 질병 등
신체적 스트레스

어깨가무거워

목과 어깨가 뻐근해서 잠을 못 잡니다. 어떤 자세로 누워도 다 불편하게 느껴지고 신경이 너무 쓰여서 자다가도 쉽게 깨요.

편안한수면을원해

잠자려고 누우면 이상하게 팔다리가 불편하고 벌레가 기어다니는 것처럼 간질간질한 느낌도 있어서 잠을 잘 못 잡니다.

건강이최고

암 투병 중이에요. 몸이 아픈 것도 있지만 이러다 진짜 죽는 건 아닌가 하는 불안 때문에 잠을 설쳐요.

답답함시러

전에는 안 그랬는데, 가만히 누워 있으면 가슴이 답답하고 호흡이 왠지 불편해요. 딱히 몸에 문제가 있는 것도 아닌데 왜 이렇게 가슴이 답답하죠?

숙면을 방해하는 여러 원인 중에 신체적인 스트레스로 인해 잠을 설치는 경우가 있습니다. 앞서 소개되었던 인지적이거나 정서적인 스트레스들과는 달리, 몸의 불편한 느낌이나 지병 등 물리적인 이유 때문에 잠에 방해를 받는 경우입니다. 종일 앉아서 일을 해야 하는 업무 방식, 수시로 스마트폰을 내려다보는 습관이 대표적인 이유이죠. 이렇다 보니 목이나 어깨, 등이 결리고 허리가 아픈 경우도 많습니다. 혹은 두통이나 복통이 있을 때도 있고요. 설령 통증까지는 아니더라도, 원인 모를 신체적 불편감을 호소하기도 합니다.

몸이 뇌에게 보내는 SOS 신호

일상적으로 이야기하는 '스트레스'는 대개 정신적, 심리적 긴장 상태를 말합니다. 하지만 근본적인 관점에서 (특히 물리학, 생물학 등에서) 스트레스란 단위 면적당 가해지는 '외부의 힘(압력)'으로 정의합니다.[32-33] 쉽게 말해, 외부에서 가해지는 모든 종류의 자극과 압력이 스트레스가 될 수 있다는 뜻입니다. 예를 들어, 피부 위에 떨어지는 빗방울이 될 수도 있고, 해변가에서 들리는 시원한 파도와 갈매기 소리가 될 수도 있으며, 누군가와 '꼬옥' 포옹하는 것 또한 스트레스가 될 수 있다는 말입니다.

스트레스 자체는 사실 부정적인 개념이 결코 아니며 모든 종류의 자극과 압력이기 때문에 세상에 늘 존재하고 있는 자연의 요소라고 해도 과언이 아닙니다. 다만 이러한 자극의 강도가 얼마나 센지, 그리고 우리가 이러한 자극들에 대해 얼마나 민감하게 '반응'하는지가 중요한 것입니다. 일정 수준 이상의 강한 자극에 대해 우리의 몸이 반응하는 방식 중에서 흔히 말하는 '정신적, 심리적 긴장 상태'가 포함됩니다. 빠르게 날아오는 축구공에 몸을 맞으면 순간적으로 화가 올라오듯이, 자극의 강도가 클수록 그에 따른 반응 강도(주로 감정적, 심리적 반응)도 따라서 커지는 것이죠.

다양한 종류의 스트레스 종류 중에서도 신체적인 스트레스는 말 그대로 '물리적인 자극'에 의해 발생한다고 볼 수 있습니다. 밤에 잠을 자려고 누웠는데 피부에 맞닿은 침구의 재질이 왠지 거슬리는 경우, 옆집의 생활 소음이 유난히 시끄러운 경우, 또는 지병이 있어 지속적인 통증을 느끼는 경우가 모두 여기에 해당됩니다.

통증이나 불편감은 우리의 몸이 뇌에게 보내는 일종의 'SOS 신호'와 같습니다. 몸 주변이나 몸 안에 어떠한 문제(자극)가 있음을 감지하고 그것을 처리하도록 알리는 것이죠. 몸 안의 경적인 셈입니다.[34-35] 한두 번의 알림이라면 무시하고 넘어갈 수도 있겠지만, 알림이 계속해서 울린다면 알림을 확인하지 않고는 못 배길 것입니다. 마치 쉴 새 없이 울려대는 메신저 알림을 무시할 수 없듯이오.

부상이나 골절, 염증, 암처럼 몸에 이상이 있는 경우에는 근육, 뼈, 내장기관 등이 물리적인 스트레스를 받고 있는 상태이므로 뇌에 신호를 계속해서 보내게 됩니다. 그리고 이 같은 신호들은 뇌를 각성시키는 매우 강력한 원인이 됩니다.[36] 맹수에게 물려 통증이 느껴지는 상황에서도 잠에 든다면 곧 죽음으로 이어질 테니까요. 깨어 있어야 물리적인 자극으로부터 벗어나거나 해결할 수 있기 때문에, 뇌는 신체에서 보내오는 이러한 느낌들(통증과 불편감)을 가장 신속하게 처리해야 할 신호 중 하나로 여깁니다. 그리곤 휴식이나 수면보다는 우선적으로 각성 모드에 들어가게 만듭니다.

그런데 우리의 일상 속에서 더 큰 문제는 이 같은 신체적 스트레스에 대해 과민하게 받아들이거나 부정적으로 인식하는 경우입니다. 가령, 잠을 자고 싶은데 쉽게 잠에 들지 못하게 되어 일어나는 부정적인 생각들이나, 편안히 쉬고 싶은데 통증으로 인한 불편감 때문에 짜증 등의 감정이 올라오는 것입니다. 이러한 것을 '2차 반응-Secondary reaction'이라고 하는데, 1차 반응인

신체적 스트레스에 대한 2차 반응으로 인지적, 정서적 스트레스까지 가중되는 셈입니다.[37]

이러한 복합적인 스트레스들로 인해 잠에 드는 것도 어렵지만 잠에 들어서도 방해를 받을 수 있습니다. 만약 평소에 내가 스트레스를 잘 받는 성격이라고 생각한다면, 그리고 이로 인해 잠까지 문제가 생기고 있다면, 제일 먼저 몸에 느껴지는 어떠한 자극이나 스트레스가 있지는 않은지부터 확인해보는 것이 필요합니다.

대개 현대인들은 구부정한 자세로 일을 하거나 스마트폰을 자주 보는 습관 때문에 근육이 비대칭적으로 사용되고 신체 구조에도 변화가 생기기 쉽습니다. 주로 사용하는 팔과 어깨, 상체 근육들이 하루 종일 긴장하고 경직되는 반면, 코어나 하체 근육들은 장시간 좌식 생활로 인해 비교적 덜 발달하며 약해지는 것입니다. 이러한 근육 발달의 비대칭은 횡격막 같은 상체 근육의 도움을 받아 움직이는 폐에도 악영향을 주어, 가슴이 답답해지거나 호흡이 불편해지고 소화도 잘 안 되는 문제로도 이어질 수 있습니다.[38-39]

현대사회를 살아가는 대부분의 사람들이 필연적으로 겪게 되는 문제일 수 있지만, 그럼에도 불구하고 스트레스 강도를 낮추거나 반응을 조절하고 스트레스 요인을 줄이는 등의 개선은 충분히 가능합니다.

신체적 스트레스로 잠 못 드는 당신을 위한 수면 코칭

몸의 지병이나 통증, 불편한 신체 부위 때문에 잠에 방해를 받고 있다면, 다음의 질문을 스스로에게 한번 던져봅니다.

Q. 지금 느껴지는 몸의 불편감 혹은 통증에 대하여 즉시 개선해볼 수 있는 방법이 있나요?

→ YES: 잠자리에서 잠시 벗어나, 10~15분 정도 몸을 불편하게 하는 요인들을 조정하는 것이 가능한가요?

→ NO: 혼자서 할 수 없는 부분이라면, 의사나 재활치료사 등 외부의 도움을 받아서 개선해볼 수 있나요?

많은 사람들이 평소 통증이나 불편감에 무뎌진 채 생활하는 경우가 많습니다. 몸에 아픈 곳이 있어 스트레스를 계속 받는 데다가 신경이 예민해져 있음에도 불구하고, 이 사실을 인지하지 못하거나 인지하더라도 직접 개선하기 위한 노력은 하지 않은 채 방치하는 것입니다. 예를 들어 컴퓨터 작업을 오래하는 사무직들이 어깨 결림이나 손목 터널증후군 등 불편감을 호소하더라도, 일을 하다가 틈틈이 스트레칭을 하거나 퇴근 후라도 몸 상태를 개선하기 위한 노력을 잘 하지 못합니다.

가장 먼저 내 몸에 불편한 부위가 있는지, 통증이 있는지에 대해서 '인지'하는 것이 중요합니다. 그리고 그것의 원인이 무엇인지를 이해하는 것이 문제를 해결하기 위한 첫 번째 방법입니다. 위의 코칭 질문처럼, 어떤 방식으로든 현재의 신체적 스트레스를 해소할 방법이 있다면 하던 일을 멈추고 또는 잠에 들기 전에라도 몸을 풀고 자는 습관을 들이는 것이 수면뿐 아니라 삶의 질 개선에도 매우 도움이 됩니다.

특별한 지병이 있지 않는 한, 대부분의 현대인들이 느끼는 신체 불편감은 장시간 불균형한 자세로, 비대칭적 근육의 사용으로 인해 발생할 수 있습니다. 불편한 부위들을 중심으로 스트레칭이나 셀프 마사지 등을 통해 해소해볼 수 있으며, 불편한 환경 요인이 문제라면 이 또한 적극적으로 환경을 재조성하기 위한 노력이 필요합니다. 하지만 만약 스스로 개선할 여지가 없다고 판단되거나 몸이 왜 아프고 불편한지조차 원인을 이해하기 힘들다면, 외부 전문가의 도움을 받아 보길 권합니다. 작게 느껴지는 불편감 이면에도 생각보다 큰 문제가 잠재하고 있을 수 있기 때문에 정확한 원인 진단과 이해는 건강관리에 필수라고 할 수 있습니다.

끝으로, 앞서 설명했듯이 신체적 스트레스에 대한 2차 반응으로 더 큰 스트레스를 경험하고 있는 건 아닌지도 살펴볼 필요가 있습니다. 의외로 많은 사람들이 신체적인 불편감에 대한 부정적인 해석이나 감정을 덧붙임으로써 정신적 스트레스까지도 경험하고 있습니다. 스트레스 요인들은 세상 모든 곳에 존재하는 것들이지만, 그것을 받아들이고 경험하는 것은 사람마다 제각각 다릅니다. 다시 말해, 약한 자극에 대해서도 더 과민하게 느끼는 사람이 있는가 하면 큰 자극에 대해서도 거꾸로 대수롭지 않게 생각하는 사람도 있는 것입니다. 여기서 자극은 부모님이나 직장 상사로부터의 꾸중일 수도 있고, 몸에 느껴지는 통증일 수도 있습니다.

어느 것이든 마찬가지로, 스트레스에 대한 우리의 자가 해석과 수용 방식에 따라 전혀 다른 반응이 될 수도 있다는 뜻입니다. 이 같은 부정적인 2차 반응들은 정신적인 문제로까지 발전시키면서 만성화로 이끄는 주범이 됩니다(만성 통증, 만성 불면증 등).[40] 따라서, 내 몸의 통증이나 불편한 느낌에 대해서 내가 어떤 식으로 느끼고 받아들이고 있으며, 여기에 따른 감정적인 반응들은 어떠한 것들인지를 스스로 짚어보고 점검해볼 필요가 있겠습니다.

#브레이너 제이의 일상 속 숙면 가이드

❶ 신체적 불편감, 통증을 만드는 원인 찾기

스스로 원인을 명확히 이해할 수 있거나 가벼운 근육통 수준이 아니라면, 담당 전문의나 관련 전문가의 도움을 받아 정확한 진단을 받아볼 필요가 있습니다. 내재된 어떠한 질병이 원인이 되는 경우도 있고, 가벼운 염증이나 근육통이 원인일 수도 있습니다. 습관적인 통증이라 여기고, 문제를 덮어두거나 방치하는 것은 어떤 경우에라도 결코 도움이 되지 않기 때문이죠.

❷ **취침 전 10~15분, 몸과 대화하기**

통증은 몸이 뇌에게 보내는 SOS 신호와 같기 때문에, 몸에 집중하고 느끼며 몸과 소통하는 시간을 갖는 것이 필요합니다. 하루 종일 일이나 외부 상황에 의식이 쏠려 있을 때에는 몸의 상태를 느끼기 어렵지만, 막상 잠을 자려고 누운 시간대에는 모든 주변의 방해와 자극들이 사라진 고요한 환경이 주어지기 때문에 몸의 감각이 더 선명하게 느껴질 수 있습니다. 따라서, 하루 동안 방치해왔던 몸과의 적극적인 대화를 통해 신체적 불편감을 덜어내고 잠에 들기를 바랍니다. 불편한 신체 부위를 중심으로 가벼운 스트레칭, 지압 등을 실천해보고, 폼롤러나 마사지볼처럼 맨손으로 하기 어렵거나 몸의 후면부까지 자극하는 데 도움을 주는 도구들을 사용해도 매우 좋습니다.

❸ **몸에 대한 긍정확언 진행하기**

몸의 불편한 느낌들로 인해 정신적 스트레스까지 경험하고 있다면, 그것들에 대한 지나친 해석이나 불필요한 걱정을 잠시 멈춰보세요. 마음의 안심을 줄 수 있는 긍정적인 말을 스스로에게 자주 되뇌어 보시기 바랍니다. "나는 건강하다. 나의 어깨가 가볍다. 숨이 편안하게 쉬어진다. 몸이 치유가 된다. 통증이 사라진다. 따스한 햇볕이 나의 몸을 온화하게 감싼다. 나는 건강한 사람이다!" 이 같은 자기 암시 혹은 긍정확언의 말들은 실제로 스트레스 해소와 치유의 효과가 오랜 세월 입증된 매우 유용한 스트레스 관리 방법입니다.[41]

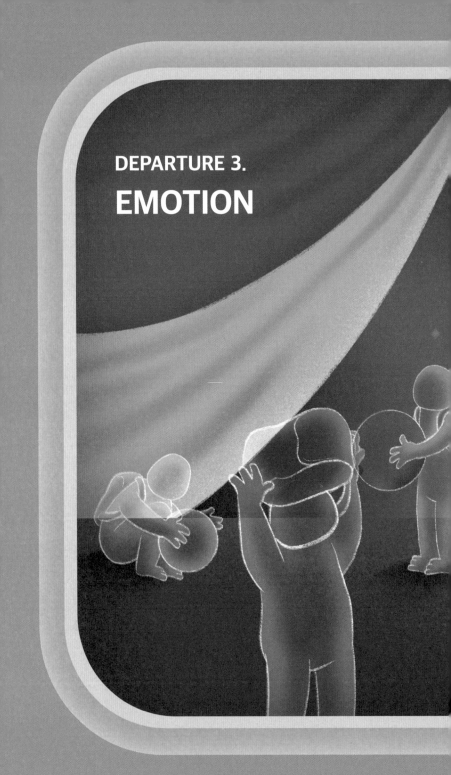

DEPARTURE 3.
EMOTION

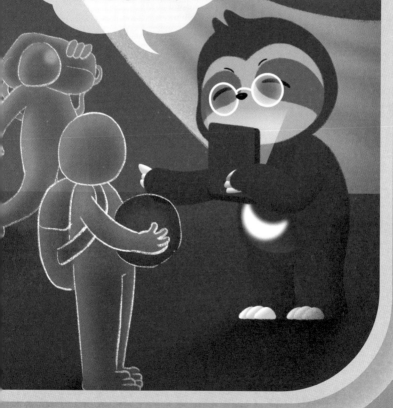

걱정되고
불안한 마음

#취업에 대한 걱정

#건강에 대한 염려

#시험에 대한 불안감

#진로에 대한 고민

#주식·집값 하락에 대한 불안

#가장으로서의 심적 부담

#생계 유지에 대한 고민

미래에 대한 불안과 과도한 걱정 등을 말할 때, 심리학에서는 '미래여행Future-tripping'이라는 재미있는 표현을 쓰기도 합니다. 글자 그대로, 우리의 마음이 미래 어느 시점으로 여행을 하며, 일어나지도 않은 일에 대해 불안을 느끼거나 걱정하게 되는 행동을 말합니다.[1-3] 그런데 고민과 걱정이 정말 그 자체로 문제일까요, 아니면 뭔가 합당한 이유가 있어서 자연스레 그렇게 되는 걸까요?

미래여행, 생존을 위한 본능적 전략

기본적으로 인간은 지구상에 살고 있는 모든 생물종들처럼 '생존'이라는 필연적 과제에서 벗어날 수 없는 존재임을 이해해야 합니다. 인간이 '만물의 영장'이라는 멋진 타이틀을 얻기도 했지만, 그 이전에 우리는 생존을 위해 끊임없이 적응하고 노력하며 진화해온 하나의 동물종이라는 뜻입니다.

이런 뻔한 이야기를 하는 이유는, 생각보다 많은 삶의 방식과 행동 이면에 생존을 위한 본능이 밑바탕으로 깔려 있다는 사실을 말하기 위해서입니다.[4] 미래에 대한 고민, 근심, 걱정 등의 행위가 그것의 가장 대표적인 예시입니다. 예를 들어, 추운 겨울이 다가올 것을 미리 알고 있기에 가을까지 식량을 최대한 저장해놓고 겨울을 대비하는 편이 동물의 생존에 매우 유리한 전략입니다. 만약 이러한 고민 없이 "어떻게든 될 거야. 하쿠나마타타!"라고 생각하며 아무런 대비도 하지 않는 부족이 있다면, 미리 고민하고 대비하는 부족에 비해 겨울철에 살아남을 확률이 작을 수밖에 없기 때문입니다.

마찬가지로, 아무런 미래 걱정 없이 수능 전날이 되어서야 시험을 준비하는 사람에 비해, 수년간 수능을 준비해온 사람이 더 시험을 잘 볼 거란 점은 당연한 사실입니다. 수능 결과가 생존과 직결되는 것은 아니지만, 본인이 원하는 대학에 들어가 꿈을 펼칠 기회를 얻게 된다는 점에서는 사회 적응과 이로 인한 생존(또는 번식) 확률이 높아질 것입니다. 이렇듯 미래에 대한 고민과 걱정은 그 자체로서 생존에 매우 유리한 행동이거나 본능적 전략으로서 우리의 뇌 속에 자리해왔습니다.[5]

하지만 진짜 문제는 그러한 행위 자체가 아니라, 지나치게 많은 고민과 걱정을 하는 경우입니다. 굳이 지금 하지 않아도 되는 걱정을 너무 일찍 한다거나, 전혀 합리적이지 않은 방식으로 미래 고민을 쉼 없이 하는 경우들을 말합니다. 심지어는 과도한 고민과 걱정으로 인해, 자연스러운 또 하나의 본능인 '잠'

마음속 감정들로 잠 못 드는 밤

까지 망가뜨릴 정도라면 그 지나침에 대해서는 두말할 필요도 없을 겁니다. 생존적 관점에서 매우 유리하고 도움이 되는 기능임에도 불구하고, 그것을 올바르고 합리적으로 사용하지 못하고 있다면 이는 사용하지 않는 것만 못할 수도 있습니다.

걱정과 불안으로 잠 못 드는 당신을 위한 수면 코칭

끊임없이 의식이 미래로 이동하여, 아직 일어나지도 않은 (혹은 일어날 가능성도 극히 드문) 일들에 대해 걱정하고 불안감에 시달리고 있다면, 다음의 질문을 스스로에게 던져봅니다.

Q. 지금 하고 있는 고민과 걱정들이 충분히 합리적이고 가까운 미래를 준비하기 위한 필수 계획인가요?

→ YES: 그렇다면 지금 이 시간(늦은 한밤중)에 그러한 계획과 전략 수립을 하는 것이 가장 효율적인 걸까요?

→ NO: 필수적인 계획이거나 합리적이지 않다면, 그러한 생각들에 붙들려 있어야 할 이유는 무엇인가요?

미래를 위해 꼭 필요한 계획과 전략 수립의 고민이라면, 뇌가 가장 각성되어 있고 생산적으로 활동할 수 있는 아침이나 낮 시간을 이용해보세요. 밤에 세우는 계획은 최선의 계획이 아닐 수 있습니다. 오히려 잠을 푹 자고 일어나서 최상의 컨디션으로 계획을 세워보기 바랍니다.

하지만 만약 필수적이거나 합리적인 고민이 아니라면, 그것들은 단지 습관적인 생각의 굴레 속에서 일어나는 반응들일 수 있습니다. 이걸 구분할 수 있는 좋은 방법 중 하나는 불안감 같은 기분들이 얼마나 동반되는지를 보면 됩니다. 우리가 정말 중요한 일을 효과적으로 계획할 때는 감정이 동반될 틈도 없이 논리적이고 합리적으로 미래를 그리게 됩니다. 하지만 불필요한 감정과 망상들이 동반되고 있다면, 기본적으로 뇌 컨디션(특히 전두엽의 활성)이 최상의 상태가 아니라는 것을 뜻하며,[6] 그렇기에 미래 계획에 큰 도움도 안 될 뿐 아니라 불필요한 감정 반응들로 에너지만 소모하게 될 수 있습니다.

우리의 마음이 수시로 미래를 여행하는 데에는 여러 가지 이유가 있을 수 있지만, 많은 심리학자들은 '불확실성Uncertainty'에서 그 원인을 찾습니다. 당장 코앞에 무슨 일이 벌어질지조차 모를 일이고, 온갖 불확실성의 바닷속에서 살아가고 있는 우리로서는 생존에 대한 끊임없는 불안감을 갖게 될 수밖에 없다는 것입니다. 쉽게 말해, 미래도 생존도 모두 불확실하니까 그 불확실을 조금이나마 잠재우기 위한 행위로 걱정이나 고민, 계획 등을 선택하게 된다는 말입니다.[7]

저 앞에 보이는 캄캄한 동굴 속에 황금이 들어 있을 수 있지만, 난폭한 야생 곰과 흡혈박쥐들이 도사리고 있을지도 모를 일이니 우리의 뇌는 본능적으로 낙관적인 미래보다는 부정적인 결말을 고려하며 생명을 지키려고 하는 것입니다. 이러한 사실들을 종합적으로 이해해볼 때, 우리가 미래에 대해 걱정하고 고민하는 것은 필연적인 생존적 본능이자 동시에 불확실성에 반응하는 자연스러운 방식이라는 것을 먼저 받아들일 필요가 있습니다.

다만 병적으로 잦아지거나 삶이나 수면을 방해할 정도라면 그 즉시 마음의 미래여행을 멈추고 '지금' 존재하는 이 순간에 집중하는 연습이 필요합니다. 불확실한 세상 속에서 우리가 통제할 수 있는 유일한 것이 있다면 바깥세상에 존재하는 수많은 변수들이 아니라, 바로 우리의 몸과 마음일 테니 말이죠.

#브레이너 제이의 감정 케어 숙면 가이드

❶ 현재에 머무르는 연습하기

쉴 새 없이 미래로 여행하는 마음을 현재 이 순간, 이 공간으로 가져오는 연습을 합니다. 즉, '마음챙김Mindfulness'의 핵심 개념인 '한 번에 한 가지씩'에만 마음을 집중해보는 겁니다. 5~10분이면 충분합니다.

지금 이 순간, 내가 하고 있는 단 한 가지의 활동이 무엇인가요? 또는 한 가지의 느낌이어도 좋습니다. 의자에 앉아 있는 엉덩이의 느낌, 잠자리에 누워 있을 때 이불의 느낌, 또는 걸을 때 한 걸음 한 걸음에 집중하거나 숨이 들락날락거리는 느낌 등 한 가지에만 집중해보는 겁니다. 항상 많은 일들이 동시다

발적으로 일어나고 있지만, 그중에서도 가장 주된 활동이나 느낌 한 가지에만 주의를 기울여 보세요.

❷ '안전함'에 대해 자기 암시하기

한 치 앞도 예측할 수 없는 불확실성 속에서 우리는 살아가고 있기 때문에 수시로 불안해지고 두려울 수 있습니다. 하지만 지금 즉시, "나는 지금 안전하다"고 스스로에게 열 번 이야기를 해봅니다. '안전함'은 불안감을 상쇄시키는 강력한 주문입니다. 스스로 안전하다는 사실을 상기시키며 불확실의 환상 속에서 스스로를 구출해주시기 바랍니다.

"나는 언제나 안전해. 지금 이 순간, 어떤 것도 나를 위협하지 않아."

 BONUS TIP

미국 펜실베이니아주립대학의 심리학 명예교수 토머스 볼코벅 박사가 처음 고안하여 수많은 연구에 의해 효과가 입증된 방법입니다. 하루 한 번, 15~30분 정도의 걱정타임을 적극적으로 갖는 것입니다.[8-9] 알람을 맞춰 놓고 30분이 넘지 않도록 하며, 가급적 일과를 마친 오후 6시 이후에 합니다. 시간과 장소를 정해 놓으면 더욱 효과적입니다. 예를 들어, 매일 오후 9시 거실에 앉아 15분간 걱정거리들을 생각하거나 적어보는 겁니다. 주의할 점은 침실 공간 안에서는 하지 않아야 하며, 일과 중에 떠오르는 걱정거리들도 이 시간으로 미뤄 놓고 할 일에 집중하는 것이 중요합니다.

마음속 감정들로 잠 못 드는 밤

슬픔과 무기력,
우울한 마음

#인간관계로 인한 상처

#이별·사별로 인한 슬픔

#믿음에 대한 배신감

#따돌림으로 인한 서러움

#절망적 현실에 대한 무기력

#실패와 상실로 인한 우울감

#인생이 실패했다는 괴로움

불안이 미래로부터 온 것이라면, 우울은 과거가 남긴 흔적이라는 말이 있습니다.[10-11] 무서운 영화나 잔인한 영화를 보고 나면 그 잔상이 당분간은 지속되는 것을 경험해본 적이 있을 겁니다. 실제로 무기력하고 우울한 사람들의 공통점은 과거의 특정 에피소드로부터 경험한 것이나 구체적인 기억이 현재까지 이어지고 있다는 '믿음'입니다.[12]

특히, 사람의 힘으로는 도무지 어찌할 수 없다고 느끼는 과거의 상실감(이별, 사별 등)이나 실패로 인한 아픔 등이 우울을 키우는 주요 원인이 되기도 합니다. '내가 할 수 있는 것이 아무것도 없다'는 바로 그 생각 때문에 움직일 의지나 이유조차 갖지 못하게 되며, 무기력한 기분마저 경험하게 되는 것이죠. 심지어는 미래를 낙관적으로 그리는 것조차 불가능하게 되기도 합니다. 마치 몸에 난 상처가 오랜 흉터로 남을 수 있듯이, 과거의 어떠한 정신적 상처가 지금 이 순간까지 마음속 흉터로 남아 있게 된 것이며, 심한 경우 이러한 잔상이 미래에까지 투영될 수 있기 때문입니다. 그러고는 마치 더 이상의 희망이 존재하지 않는 것처럼 믿으며 '절망감'을 느끼게 됩니다.

과거에 묶여버린 마음

긍정심리학의 아버지이자 미국 펜실베이니아대학 심리학 교수인 마틴 셀리그먼 박사는 이러한 현상에 대해서 우울증은 '마음의 시간 여행Mental Time Travel'에 문제가 생긴 것이라고 비유했습니다.[13] 마음은 본래 과거와 미래, 현재를 자유롭게 넘나드는 여행을 할 수 있지만, '어떠한 힘'이 더 이상 미래를 자유롭고 긍정적으로 여행할 수 없도록 만들며 과거의 특정 시점에 결박되듯 묶여버리게 만든 것이죠. 이어서 다음과 같은 생각들에 사로잡힙니다.

'과거가 힘들었으니 미래도 힘들 거야.'

'지금의 아픔이 앞으로도 영원할 거야.'

'나는 이 슬픔에서 결코 벗어날 수 없어.'

마음은 이러한 생각들에 의해 완전히 지배당하게 됩니다. 과거에 경험한 나의 아픔에 대해서는 어느 누구도 감히 헤아리거나 함부로 판단할 수 없을 겁니다. 하지만 그러한 과거의 '사실(사건)'과는 별개로, 미래의 희망마저 포기한 채 현재의 삶을 축소시켜야 할 이유가 있을까요? 좋든 싫든, 우리가 살아가는 시간과 공간은 결국 '지금'뿐입니다. 슬픔을 느끼는 순간도, 절망을 느끼는 상태도 항상 '지금'에 있습니다.

슬픔과 무기력, 우울감으로
잠 못 드는 당신을 위한 수면 코칭

과거의 상처와 아픔으로 인해 절망적인 기분으로 잠을 설치고 있다면, 다음의 질문을 스스로에게 한번 던져봅니다.

Q. 과거에 일어난 일이 현재의 당신을 힘들게 만든다면, 그 일에 대해 지금 즉시 조치할 수 있는 방법이 있나요?

→ **YES**: 있다면, 지체할 필요 없이 문제를 해결한 직후에 다시 잠자리로 돌아올 수 있나요?

→ **NO**: 없다면, 지금 이 순간 당신을 위해 편안한 휴식과 숙면을 최우선으로 허락해줄 수 있나요?

과거의 문제는 어떠한 방법으로도 지금 이 순간 해결할 수 없는 문제입니다. 안타깝지만, 돌아가신 부모님을 더 이상 만날 수 없다는 상실감이 문제인 사람에게 그 문제를 해결할 길은 없습니다. 친구와의 다툼이나 과거에 저지른 큰 실수가 문제라면, 지금은 그 문제에 대해 아무런 조치도 취할 수 없습니다.

왜냐하면 그것들은 더 이상 실재하지 않기 때문입니다. '해결할 수 없는 문제'에 집중할수록 현실과 이상 사이의 괴리감은 더욱 커지게 됩니다. 그리고 그 간극만큼 커다란 결핍감을 느끼며 무기력해질 수도 있습니다.

하지만 진짜 문제는 실재하지 않기 때문에 해결할 수 없는 것임에도, 실재한다고 믿고 해결하기를 바라는 마음에서 비롯됩니다. 이러한 사실을 온전히 받아들이고 수용해야만, 비로소 현실과 이상 사이에 커다랗게 뚫린 구멍을 메울 수 있습니다.[14] 해결할 수 없는 문제를 해결하려는 의도 자체가 진정한 고통의 씨앗일 수 있다는 진실에 직면해보는 것이죠.

대부분의 사건이나 상황, 나를 힘들게 했던 문제들은 시간이 지나면서 더 이상 문제가 아니게 되었거나 이미 사라진 것들도 많습니다. 또는 전혀 다른 문제와 상황으로 변질되기도 합니다. 시간 속에 모든 것은 변화하기 마련인데, 변화하지 않는 것은 과거의 순간들을 붙잡고 있는 나의 마음일 수도 있습니다. 따라서 어떠한 과거의 문제나 아픔이 있다면, 지금 현재 당신의 노력을 통해서 조치를 취할 수 있는 것인지 아닌지를 파악하는 것이 매우 중요합니다.

감정적인 아픔에 대한 이성적인 판단이 결코 쉽지는 않겠지만, 지금 이 순간 고통받는 자기 자신을 위해 한 가지 질문을 던져보는 것쯤은 큰 부담 없이 해볼 수 있을 겁니다. 그리고 그 질문에 대한 대답으로, 지금 이 순간 아무것도 할 수 있는 것이 없다는 답변을 받는다면 최우선순위에 대한 재설정을 해보는 겁니다. 과거를 계속 떠올리고 씨름하며 해결할 수 없는 문제에 집중하는 대신, 지금 이 순간 달콤한 잠과 온전한 휴식을 먼저 선택해보세요. 지금 힘들어하는 본인의 마음에 정중한 허락을 구하세요.

이는 겪었던 과거의 아픔을 당장 바꿔보라는 이야기가 아니며, 애써 감정을 억누르거나 거창한 역경 극복의 스토리를 써보라는 이야기도 아닙니다. 그저 지금 이 순간 당신에게 최우선적으로 필요한 것이 무엇이며, 머물러 있는 슬픔과 우울감의 상태로부터 조금이나마 앞으로 나아갈 수 있는 방법이 무엇인지 작은 알아차림을 해보는 것입니다.

절망적으로 느껴지는 미래에 대해서도 지금 당장 고민하고 걱정할 필요가 없습니다. 앞이 보이지 않는 캄캄한 길 위에 서 있을지라도, 지금 이 순간 코끝으로 드나드는 숨에만 집중해보는 겁니다. 당신의 생명은 언제나 그렇듯, 오직 '지금 이 순간'에만 존재하고 있을 뿐이니까요. 과거도, 미래도 아닌 '지금'에 집중해보는 겁니다.

#브레이너 제이의 감정 케어 숙면 가이드

❶ 5분 주기적 한숨 호흡법 Cyclic Sighing

가슴이 답답하고 되는 일이 없다고 느껴질 때 누구나 한숨을 쉬어본 경험이 있습니다. 미국 스탠퍼드대학에서 진행한 최신 연구에 따르면, 약 5분가량의 반복적인 한숨 쉬기를 통해 연구 참가자들의 스트레스와 정서 상태 등이

유의미하게 개선되었다는 사실이 확인됐습니다.[15-18] 가볍게 주먹을 말아 쥐고 쇄골 아래 가슴 주변부를 두드리며 답답한 감정을 한숨에 실어 내보내도 좋고, 한숨에만 집중한 채 내쉬는 숨을 길게 내쉬며 마음속 아픔이 빠져나간다고 상상해보면 분명 많은 도움이 될 겁니다.

❷ 현재에 머무르는 연습하기

영국 국립보건임상연구소에서 권장하는 우울증 치료법 중에는 마음 챙김 기반 인지치료 프로그램이 있습니다. 내용 중에는, "생각은 사실이 아니에요 Thoughts are not facts"라는 강력한 메시지를 통해 과거로부터 비롯된 생각이나 감정, 또는 미래를 겨냥하는 생각과 감정들은 모두 '사실'이 아니라는 것을 강조합니다.[19] 과거는 더 이상 실재하지 않는 잔상이며, 미래는 아직 벌어지지 않은 마음속 상상에 불과하다는 것을 받아들이고 깨닫는 훈련입니다. '지금 이 순간, 내 몸에 무슨 일이 일어나고 있는가?' '지금 내 몸에 어떤 느낌이 느껴지는가?' 같은 질문을 통해 발바닥의 느낌이나 피부에 스치는 느낌 또는

BONUS TIP

하루 한 번, '햇빛 만남'을 가져보세요. 하루 10분, 아니 5분이라도 좋으니 밖에 나가서 햇볕을 쐬어 보세요. 당신이 생각하는 이상으로 긍정적인 효과를 만들어 줍니다.[20] 그러다 마음이 내키면 조금씩 걸어보아도 좋습니다. 몸을 움직이면 마음도 움직이고 삶의 동기도 생깁니다. 과거의 아픔에서 벗어나 앞으로 나아가려면, 몸부터 조금씩 움직이며 한 걸음씩 걸어 나가 보시기 바랍니다. 마음도 어느새 과거의 흔적으로부터 한 발짝씩 더 멀어져 있을 거예요.

따스한 햇살이나 시원한 바람의 감촉 등 실제로 존재하는 것들에 의식을 집중해보기 바랍니다. 실제로 내가 숨을 쉬며 존재하는 시간은 오직 '현재'이기 때문이죠. 취침 전 10분 정도의 '현존하기' 연습을 통해 우울과 슬픔에서 벗어나, 건강하고 평온한 본래 나의 모습을 되찾아보세요.

짜증과
신경질이 나는 마음

#계획이 틀어지는 것에 대한 예민함

#조금만 툭 건드려도 올라오는 신경질

#가족에게 습관적으로 내는 짜증

#일할 때 유독 예민해지는 성격

#옆사람의 행동이 자꾸 거슬리는 마음

#누군가의 말 한 마디에 올라오는 짜증

#오늘따라 거슬리는 지인의 행동

기본적으로 짜증이나 신경질은 본인이 원했거나 계획한 것, 또는 기대한 것과 달리 일이 틀어질 때 경험하게 되는 불편한 기분의 상태를 말합니다. 주로 심기가 불편하거나 불쾌한 느낌, 주변이 거슬리거나 예민하게 신경이 곤두선 느낌 등이 대표적입니다. 정도에 따라서는 실망, 불안, 답답함, 서러움, 분노 등의 복합적인 다른 감정들을 내포하는 경우도 많고, 그같은 격렬한 감정 상태로 발전하게 될 가능성도 많습니다. 이런 측면에서 본다면, '감정 이전의 감정'으로써 우리에게 무언가를 알려주기 위한 사전 '신호'라는 것을 알 수 있습니다. 도대체 무엇을 위한 신호일까요?

몸의 방어기제이자 위험을 알리는 신호

　우리 몸의 신경계는 일반적으로 주변 환경의 변화를 감지하고 이에 대해 몸이 반응(대응)할 수 있도록 도와주는 중요한 역할을 합니다. 생명의 방어를 위한 최전선인 셈입니다. 결국 신경이 예민 또는 과민해졌다는 말은 쉽게 말해 몸의 방어 시

마음속 감정들로 잠 못 드는 밤

스템이 과도하게 작동한다는 것을 의미합니다. 이 말인즉, 몸 어딘가에서 이미 문제가 발견됐거나 방어 시스템 자체에 문제가 생길 수 있음을 감지했다는 신호입니다.[21]

실제로 몸이 허약한 체질의 사람들이 상대적으로 더 신경이 예민하다는 말을 들어본 적 있을 겁니다. 이는 더 예민하고 민감하게 주변의 변화를 캐치해야만 몸을 지킬 수 있기 때문입니다. 작고 사소한 문제라도 몸이 약하거나 방어 시스템이 무너져 있다면, 치명적인 문제로 이어져 생명을 위협할 수 있으니 작은 것에도 더 빠르게, 더 크게 인식하고 대응할 수 있도록 일종의 방어기제가 세팅된 것이죠.

그러나 이건 단지 특정 체질의 문제이거나 유전적인 문제만을 말하는 것은 아닙니다. 누구든 특정 상황이 되면 예민해지고 신경질적으로 변할 수 있다는 말입니다. 예를 들어, 감기나 몸살로 인해 몸이 아플 때 더 예민해지고 신경이 곤두서 본 경험이 있을 겁니다. 또는 체내 수분이 부족하거나 혈당이 떨어질 때, 마그네슘이나 비타민 결핍이 있을 때에도 몸의 예민도와 짜증감이 올라간다는 연구들이 있습니다.[22-23]

체내 면역체계를 무너뜨리는 심리적 스트레스 상황도 빼놓을 수 없습니다. 또 몸속 호르몬의 급격한 변화가 생길 때에도 체내 방어 시스템에 교란이 올 수 있으므로 더욱 예민해지기는 마찬가지입니다.[24] 가령, 다이어트를 할 때, 임신 중일 때, 사춘기를 겪을 때, 또 월경 직전(월경전증후군)과 같은 때가 있죠.

그리고 한 가지 더, 짜증과 신경질을 불러일으키는 가장 주된 요인 중 하나로 수면 부족, 즉 '피로 상태'도 있습니다. 피곤한 날, 잠이 부족한 날, 또는 아침보다 저녁이 되면 더 예민해지고 짜증이 나는 이유가 이것 때문입니다.[25] 아침에 깊이 잠든 친구를 깨워야 할 때 오만 신경질을 다 부리는 경우도 있죠. 정리하자면, 짜증과 신경질은 몸속에 이미 문제가 있음을 알리는 신호이거나, 더 크게 다가올 문제 요인에 대해 과민하게 깨어 있음으로써 몸을 지켜내기 위한 방어 본능일 수 있다는 말입니다.

뇌과학적으로는 이러한 모든 내적 결핍이나 스트레스, 호르몬 변화나 피로 물질 등이 이성적 사고와 판단을 담당하는 전전두엽의 기능을 저하시키고, 감정 중추인 편도체의 기능은 활성시킴으로써 감정적인 반응을 유발시키는 것으로 이야기할 수 있습니다. 실제로 최근 연구들에서는 위의 요인들로 인해 전대상피질Anterior cingulate cortex 과 내측 전전두엽Medial prefrontal cortex 의 활성이 감소되고 이에 따라 감정 중추로 알려진 편도체Amygdala의 과활동이 만들어짐으로써 작고 사소한 자극들에도 더 민감하게 반응하고Heightened responses 불안정한 정서 상태Emotional instability 를 갖게 될 수 있다고 발표했습니다.[26-30]

짜증과 신경질로 인해 잠 못 드는 당신을 위한 수면 코칭

현재 무언가 거슬리는 마음과 신경질로 인해 수면에까지 영향을 받고 있다면, 다음의 질문을 스스로에게 한번 던져봅니다.

Q. 하루 중 당신의 일상 속에 최소 1시간의 온전한 휴식 시간이 있나요?

→ YES: 쉬어도 쉰 것 같지 않은 휴식을 취하고 있지는 않나요? 마음의 여유를 살피세요.

→ NO: 휴식할 시간조차 없다고 느껴진다면, 하루 일과 중 완전히 내려놓거나 줄일 수 있는 일이 있나요? 가지치기를 해보세요.

앞서서 이야기한 것처럼, 만약 신경이 과민하고 짜증이 자주 나고 있다면, 현재 자신의 몸과 마음의 상태를 돌아볼 필요가 있습니다. 몸에 아픈 곳은 없는지, 특히 잦은 통증이나 피로감을 느끼고 있진 않은지, 염증과 같은 면역계 질환을 갖고 있지는 않은지, 잠과 휴식 시간을 충분히 갖고 있는지를 말입니다.

혹은 하루 쉬는 시간을 갖는다고 생각하지만, 막상 그 시간에 하는 행동이 게임이나 SNS, 업무에 대해 계획하거나 고민하는 시간으로 가득 채워져 있지는 않은지도 점검할 필요가 있습니다. 진정한 휴식의 기준은 그 시간을 통해 스스로가 '충전

되는 기분(힐링감)'을 느끼고 있는지입니다. 쉬고 일어났음에도 짜증이 나고 뭔가 답답하고 마음이 조급하다면, 온전한 쉼을 갖지 못했거나 휴식이 부족했기 때문일 수 있습니다. 잦은 짜증과 신경질이 현재 몸과 마음의 건강 문제와 밀접하게 연관된다는 사실을 이해하고, 본인의 컨디션이나 에너지 상태를 끌어올리기 위한 노력을 하는 것이 중요합니다.

기본적인 건강 상태에 문제가 생기면, 생명을 지키고 방어하기 위한 목적으로 신경이 더 예민해지며 스트레스에 대한 역치(반응을 일으키는 데 필요한 최소한의 자극 세기)가 낮아져 작은 일들에도 쉽게 폭발하는 상태가 될 수 있기 때문입니다.[31] 지금 당장의 몇 분을 위한 조급함보다 다가올 몇 년을 준비한다는 마음으로, 하루하루 필수적인 휴식과 건강관리를 우선순위로 챙겨주세요.

#브레이너 제이의 감정 케어 숙면 가이드

❶ 마음의 용량 비우기

가급적 스크린, 전자기기에서 벗어난 아날로그한 '쉼'을 가져보세요. 내 마음속 여유 용량capacity이 얼마나 남아 있는지를 스스로 점검해보고, 온전히 충전하는 시간을 하루 한 번 이상 의무적으로 가져줍니다. 한 번에 1시간 이상 시간을 내는 것이 부담스럽다면, 2~3시간마다 여러 번 쪼개어 쉼을 가져주어도 괜찮습니다. 더불어, 현재의 내가 감당할 수 있는 용량을 넘어선 일이나 주변의 부탁 등에 대해서는 과감히 거절하거나 가지치기해야 합니다. 충분한 휴식과 재충전을 삶의 우선순위로 올려보세요.

❷ 마음의 용량 키우기

현재 내 몸에 느껴지는 어떠한 통증이나 피로감, 불편감이 있는지 점검해보세요. 몸의 컨디션이 떨어지면 뇌의 컨디션도 떨어지고, 곧 마음에도 큰 영향을 줍니다. 짜증과 신경질적인 하루에서 벗어나고 싶다면, 몸을 단련하고 건강을 관리하는 것에 가장 먼저 집중해보세요. 아프고 불편한 곳은 적극적으로 치료를 진행해봅니다. 몸의 근육량을 늘리고 체력을 강화하는 것이 마음의 용량을 키우는 데 많은 도움을 줍니다. 주 3회, 하루 5분씩이라도 온몸의 대근육들을 사용할 수 있는 고강도 운동을 실천해봅니다. 1분간 멈추지 않고 제자리 빨리 뛰기, 팔 벌려 뛰기, 스쿼트, 플랭크 등이 대표적인 방법입니다.

BONUS TIP

지금 즉시 짜증과 신경질을 가라앉히고 싶다면 다음 승강장인 '분노와 화가 나는 마음'의 숙면 가이드를 활용해보세요. 위에 소개된 두 가지 방법은 문제에 대한 근본적인 해소법으로, 평소 생활 중에 실천하기를 추천합니다.

분노와
화가 나는 마음

#애인과의 다툼으로 인한 화

#믿던 친구의 배신으로 인한 분노

#상사의 나쁜 대우로 인한 분노

#사기를 친 사람에 대한 분개심

#과거에 받은 상처로 인한 복수심

#말을 안 듣는 자식에 대한 화

#지나치게 많은 일에 대한 분노

뇌과학에서는 분노와 화를 인간에게 꼭 필요한 기본 감정으로 정의합니다. 왜냐하면 분노와 화는 우리가 어떠한 위기에 놓여 있다는 즉각적인 신호이기 때문입니다.[32-33] 마치 동물들이 저마다 갖고 있는 자신의 안전 영역을 침범 당할 때, 커다란 위협감을 느끼며 발톱을 세우고 으르렁거리는 것과 같습니다. 자신을 위협하는 포식자에게 맞서야 하는 상황처럼, 생존적 위협이 느껴지는 상황에서 분노와 화는 그 문제를 보다 신속하고 적극적으로 해결하기 위한 강력한 힘으로 작용합니다.

나만의 안전 영역을 지키기 위한 반응, 화

그런데 분노와 화는 여느 감정 중에서도 에너지의 레벨이 가장 높은 감정에 해당되기 때문에 몹시 파괴적이고 공격적인 습성도 함께 갖고 있습니다. 종종 '분노 게이지'가 오른다는 표현을 들어본 적 있을 겁니다. 글자 그대로 머리 끝까지 화가 치밀어 올라서 이성까지 잃게 되면, 말과 행동에 대한 더 이상의 의식적인 조절이 안 되어 분노가 나의 마음을 지배하는 상태가 되기도 합니다. 그러고는 상대방에 대해 언어적·신체적으로 폭력을 가하거나, 또는 주변 사물들을 훼손하거나 파괴하기도 합니다. 마치 열과 압력이 한계치 이상 도달하여 폭발하는 화산처럼, 내면에 쌓여 있는 것들을 통제할 수 없는 방식으로 표출하며 말 그대로 '화풀이'를 하게 되는 것이죠.

이처럼 분노와 화가 터져 나오는 상황에서, 그것들이 다른 더 큰 문제를 낳지 않도록 주의하고 조절하는 것도 중요합니다. 하지만 이미 뜨겁게 폭발하고 있는 화산의 분화구를 강제로 틀어막는 일만큼 힘들고 억지스러운 해결책도 없을 것입니다. 더 중요한 것은 화산이 폭발하기 이전에 내면에 쌓이는 감정들을 관리하고 바라보며 해소하는 것입니다.

그럼 왜 이 같은 분노와 화가 자꾸만 올라오는 걸까요? 앞서 설명했듯, 이 같은 격렬한 감정들은 내가 정의한 안전의 영역, 즉 '나만의 바운더리'를 지키기 위한 반응들입니다. 어떤 것에도 침범 당하고 싶지 않은 나만의 영역에 대해 무언가가 그 경계를 넘어올 때, 그것을 생존의 위협으로 여기며 선제 대응하려는 것입니다.[34-36] 쉽게 말해, 지킬 건 지켜야 하는 상황, 싸울 건 싸워야 하는 상황이라고 인식하는 셈이죠.

그래서 이 아슬아슬한 선을 스스로가 먼저 정확하게 이해하는 것이 필요합니다. 나아가 함께 사는 친구나 애인, 배우자가 있다면 마땅히 각자 본인들의 안전 영역에 대해 진솔하게 대화하고 알려줘야 합니다.

또한 직장 동료나 상사에 대한 분노와 화가 자주 발생한다면, 이들이 은연중 자신의 생명을 위협하고 있다는 인식 때문일 수 있습니다. 이런 경우엔 화를 억누르는 것보다도 적극적인 표현과 소통이 가장 중요합니다. 인간이 아무리 무리 속에 잘 어울리는 사회적 동물이라 한들, 그 이전에 독립적인 한 생명체로서 자신만의 안전 영역(바운더리)을 지키는 일이 가장 우선순위로서 중요합니다. 그리고 가르침 혹은 사랑이란 이름 하에 나 또한 누군가의 안전 영역을 침범하고 있진 않은지도 스스로 자문해볼 필요가 있겠습니다.

분노와 화로 잠 못 드는 당신을 위한 수면 코칭

주체할 수 없는 분노심과 화로 인해 잠을 설치고 있다면, 다음의 질문을 스스로에게 한번 던져봅니다.

Q. 지금 이 순간, 이 공간에 당신의 생명을 위협하는 것이 존재하나요?

→ YES: 지금 이 순간 위협으로부터 잠시 벗어나거나 해결할 수 있는 방법이 있나요?

→ NO: 지금 이 순간 실재하지 않는 위협으로 인해, 당신의 삶과 편안한 잠마저 방해 받아야 할 이유가 있나요?

분노와 화는 인간에게 지극히 자연스러운 감정 반응입니다.[37] 애써 부정하고 억누르며 자책할 필요가 없죠. 하지만 때때로 필요 이상으로, 또는 너무 과민 반응하여 분노와 화의 감정을 표출하는 경우가 있습니다. 나의 안전 영역을 침범하는 어떤 대상이나 사람이 있다고 믿기 때문입니다.[38-39] 하지만 여기서 잠깐 멈춰서, 가장 현실적이고도 이성적인 물음을 한번 던져보세요. 지금 이 시간, 이 상황 속에 나의 '생명을 위협하는 대상'이 실제로 존재하는지 말입니다.

위협당하고 있다는 생각이 들 수 있을지는 모르나, 실제로는 그렇지 않은 경우가 99퍼센트 이상이라고 말해도 과언이 아닙니다. 실질적인 생존에 대한 위협은 포식자에게 쫓기며 분초를 다투는 절체절명의 상황이거나 벼랑 끝 낭떠러지에서 목숨을 지키기 위해 절박하게 싸우는 상황 등을 말합니다. 말 그대로 생명에 위협을 느끼는 순간입니다. 하지만 현대사회에서 우리가 이 같은 생명의 위협을 느끼는 순간은 지극히 적습니다. 처참한 전쟁 상황 속에 있거나 무서운 살인마에게 쫓기는 상황이 아니라면 말이죠.

나의 생명에 직접적인 위협을 가하지 않음에도 불구하고, 은연중 주변 상황이나 대상들을 그러한 위협으로 인식하며 분노와 화의 반응을 습관적으로 만들어내고 있진 않은지 체크해보세요. 다시 말해, 지금 이 순간 나의 생명을 위협하는 것이 진정으로 있는지, 있다면 그것이 무엇인지를 먼저 정확하게 파악하는 겁니다. 그리고 그 위협이 실제 총구를 겨냥한 것처럼 나의 생명에 직접적인 위협을 주는 대상인지, 아니면 비눗방울 총을 보고도 생명에 대한 위협으로 받아들이고 있는 것은 아닌지 정확하게 살펴보는 겁니다.

#브레이너 제이의 감정 케어 숙면 가이드

❶ 90초 법칙: 7-11 호흡법 하기
감정을 해소하는 가장 대표적인 방법 중에 '느리고 깊은 호흡법'이 있는데, 그중에서도 널리 알려진 7-11 호흡법을 지금 실천해보세요.[40] 7초간 코로 깊게 숨을 들이마신 후, 11초간 입을 크게 벌리고 하품하듯 길게 내쉬는 아주 간단한 방법입니다. 미국 하버드의대 출신의 세계적인 신경과학자 질 볼트 테일러 박사는 어떤 격렬한 감정이든 내가 알아차리기만 하면 90초 안에 사라진다고 말하며 감정의 90초 법칙90-Second Rule을 강조했습니다.[41] 90초는 7-11 호흡법을 딱 5번 진행하는 데 걸리는 시간입니다. 만약 이 또한 길게 느껴진다면 딱 세 번만 실천해보세요. 당신이 기대하는 것 이상으로 감정 조절에 많은 도움이 될 수 있습니다.

❷ 30초 자기 암시: 최상위 포식자로 서기
현재 이 순간, 나의 안전 영역, 즉 생명선을 넘어오는 위협이 실재하는지를 먼저 정확하게 확인합니다. 그리고 스스로에게 자신 있게 얘기를 해주세요.

"나는 모든 것 위에 있다." "나는 먹이사슬의 최정점에 있는 최상위 포식자다." "어떤 것도 나의 안전 영역을 건드리거나 침범하지 못한다."
지금 이 시간과 공간 속에 나는 위협받지 않고 있고 어떤 것도 나의 안전을 해할 수 없다는 사실을 강력하게 상기시키는 훈련입니다. 취침 전에도 좋고, 생활 중에도 언제든 뜻하지 않는 감정이 올라올 때면 스스로에게 주문을 걸어보세요!

BONUS TIP

'나'만의 바운더리Boundary를 설정해보세요. 나만의 안전 영역을 확보하는 노력이 정신 건강에 매우 도움됩니다.[42] 이는 나 자신을 위한 행동이면서 동시에 나와 함께하는 주변과 타인을 위한 행동이기도 합니다. 결코 이기적인 것이 아니에요. 나부터 온전히 서야만 다른 사람을 존중해주거나 돌보고 지켜줄 수 있습니다. 친구 관계든, 부모와 가족 사이든, 연인이나 배우자 관계든 모두 해당됩니다. 나만의 바운더리를 정확히 이해하고 설정한 다음, 그것에 대해 주변과 공유하고 스스로도 잘 지킬 수 있도록 노력해보세요. 지금 당신에게 필요한 것은 온전한 '나'만의 물리적 공간이거나 심적인 공간, 또는 혼자만의 시간일 수 있습니다. 특히, 업무가 나의 삶을 침범하지 않도록 일과 삶의 경계선을 만드는 것도 매우 중요합니다.[43]

가슴 답답하고
서러운 마음

#계획한 일이 뜻대로 풀리지 않는 답답함

#남편이 내 마음을 몰라줄 때의 답답함

#친한 친구의 오해로 인한 억울함

#내 잘못이 아닌 일에 비난 받는 억울함

#믿었던 사람으로부터 배신당한 서러움

#상사가 나만 미워하는 것 같은 서러움

#의도와 다르게 흘러간 상황에 대한 답답함

마음속에서 일어나는 대부분의 심리적 반응들은 어떠한 위협이나 결핍 상황으로부터 나 자신을 지키기 위해 존재하는 것들입니다.[44-45] 가슴이 답답하고 서러운 기분 또한 마찬가지입니다. 기본적으로 나의 의도와 다르게 전달될 때, 내가 계획한 것이 틀어질 때, 상대방과 말이 통하지 않을 때 우리는 이 같은 감정을 경험합니다.

여기에는 밑바탕에 '나의 말이 정확히 전달되기를 바라는 마음' '일이 계획한 대로 순조롭게 풀리기를 바라는 마음' '상대방과 원활한 소통이 되기를 바라는 마음' 등이 제각각 깔려 있기 때문입니다. 무언가를 바라는 나의 마음이 실제 벌어지는 현실 상황과는 차이가 있고, 그 사이에 벌어진 간극(결핍) 혹은 갈등(상충)하는 만큼의 감정적 고통을 겪게 되는 것이죠.

꽉 막히고 억눌린 마음과 조급함

그런데 이 같은 감정 상태는 특히 대인관계에서 겪게 되는 경향이 있습니다. 혼자 고립되지 않기 위해 눈치껏 분위기에 맞춰야 하거나, 승진을 위해 원하지 않는 일도 받아들여야 하는 상황, 주변 눈치를 보며 표현하고 싶은 것도 참아야 하거나, 한 집의 가장이기에 힘든 일도 내색하지 않고 감춰야 하는 상황 등 우리는 사회 구성원으로서 끊임없이 맞추고 인내해야 하는 상황에 놓이게 됩니다.

답답, 설움, 억울의 상태는 그 단어들의 언어적 의미만 보더라도 공통점이 분명하게 드러납니다. 본인의 생각이나 감정, 욕구가 '꽉 막힌 듯 풀리지 않고 억눌려 있는 상태'라는 점입니다. 만약 실제로도 그렇다면, 이러한 감정 문제를 해소하는 것은 비교적 단순한 문제로 바뀌게 됩니다. 즉, 막힌 것을 뚫어주거나 억눌린 것을 풀어주면 되는 일이죠.

삶을 살아가면서 나를 답답하게 만드는, 그러니까 내 마음을 꽉 막히게 만드는 것이 무엇인지를 명확하게 인식하는 것이 우선입니다. 기다란 호스에 물이 지나가야 하는데 어떤 돌덩이 같은 것이 끼여 있어서 물이 통과하지 못하는 상태와 같습니다. 그것이 돌덩이인지 휴지 뭉치인지, 얼마나 큰지, 어디에 끼여 있는지를 먼저 파악한 다음에야 뚫어주는 것이 가능합니다.

나를 잠 못 들게 하는 답답함이 말 못할 바람인가요, 정체된 감정인가요, 아니면 결핍된 욕구인가요? 그다음 생각할 것은 어떤 방법으로 막힌 것을 뚫어줄지입니다. 수압으로 막힌 돌을 밀어낼지, 손을 넣어서 꺼낼지, 아니면 호스 자체를 바꿔버릴지 말입니다.

나의 바람이 답답하게 꽉 막혀 있다면, 나의 바람에 대해 상대방에게 솔직히 말하고 절충 가능한 방법을 찾아보면 됩니다. 또는 현재 나의 바람 자체를 몇 개월 혹은 몇 년 뒤로 미루어 시간을 조정하거나, 기대치를 낮추거나 없애는 등 완전히 바꿔버릴 수도 있습니다. 앞이 꽉 막혀 오도가도 못하는 상황에서 답답함만 느끼며 발만 동동 구르고 있는 건 아닌지 스스로 자문해볼 필요가 있습니다.

직장 상사나 동료, 배우자에 대한 감정 문제가 고이고 쌓여 있는 것이 문제라면, 이 또한 적극적으로 자신을 오픈하고 표현하는 것이 매우 중요합니다. 세상에는 수많은 심리치료 방법들이 존재하지만, 대부분 공통적으로 다루는 과정은 '자신의 현 상태에 대한 정확한 인식과 자기표현'입니다.[46] 이것이 잘 되지 않는다면, 무엇이 문제인지도 알지 못한 채 시간만 지체할 수 있기 때문이죠.

더불어, 감정적으로나 욕구적으로 억눌려 있는 것이 무엇인지를 살펴보는 것도 중요합니다. 무언가 자연스레 터져 나와야 할 것을 표출하지 못하고 있거나, 애써서 억누르고 있는 내면의 감정 상태가 있지는 않나요? 특히 직장 상사와 직원 간, 부모와 자식 간처럼 사회적으로 분류된 계층이나 직급의 차이가 있는 경우에 이러한 문제가 더 심화되는 경향이 있습니다. 아

마음속 감정들로 잠 못 드는 밤

랫사람이 윗사람에게 전적으로 맞춰야 하는 상황이 많기 때문이죠. 모범적인 사회인이 되는 것도 의미 있는 일지만, 그보다 앞서서 '나'라는 사람에 대해 먼저 생각하고 당당하게 일어설 수 있도록 힘을 더 보태주면 어떨까요? 따지고 보면, 그토록 답답하고 서러워해야 할 이유도 사실 없습니다.

답답함과 서러움으로 잠 못 드는 당신을 위한 수면 코칭

무언가 가슴이 꽉 막힌 듯 답답하고 서러운 기분이 든다면, 다음의 질문을 스스로에게 한번 던져봅니다.

Q. 혹시 누군가에게 표현하지 못한 말이나 감정, 욕구가 억눌려 있나요?
   → YES: 무엇 때문에 그것들을 표현하지 못하고 마음속에만 감춰두고 있나요?
   → NO: 혹시 본인의 기대치가 너무 높거나, 마음속에 조급함이 있지는 않나요?

가장 먼저 당신의 마음속에 미처 표현하지 못한, 억눌린 생각이나 감정·욕구가 있진 않은지 점검해보세요. 배우자, 연인, 부모님이나 친구, 직장 상사에게 말입니다. 있다면, 얼마나 오랫동안 그리고 무슨 이유로 그러한 내면의 마음을 억누르고 있었는지 살펴봅니다.

　다른 사람에게 밉보이고 싶지 않은 마음이 있나요, 아니면 너무나 오랫동안 습관적으로 참아오고 억눌러 온 것은 아닌가요? 답답한 마음이 상대의 오해 때문이든, 부당한 대우 때문이든, 소통의 부재나 상대에 대한 순응 때문이든 인간관계는 일방적일 수 없습니다. 한쪽이 참고 버티는 것으로 결코 나아지지도 않습니다.

　상대에게 바라는 것이 있거나 쌓인 것이 있다면, 그 감정의 골이 더 깊어지고 곪아져 더는 해소할 수 없는 지경으로 변해버리기 이전에 지금 솔직한 마음으로 오픈해서 소통해보세요. 머릿속으로 우려하는 것보다 소통을 통해서 해결되는 문제가 꽤 많습니다. 만약 특정 사람 때문이 아닌, 특정 상황 때문에 가슴이 답답하다면 이것은 개인적으로 부여한 기대치가 너무 높아서 생기는 문제일 수 있습니다. 바라는 만큼 스스로가 잘해내지 못할 때, 또는 본인이 계획하고 기대한 대로 일이 풀리지 않을 때처럼 말이죠.

　기준치를 재설정하거나 현실적으로 본인이 기대한 것만큼 미치지 못하는 현재의 자기 자신에 대해서 수용하는 자세가 필요합니다. 모든 것은 과정일 뿐이라는 점, 그렇기에 지금은 부족할지라도 훗날에는 분명 기대한 바를 이룰 수 있다는 사실을 믿어주세요. 노력하는 자에게는 오직 '시간의 문제'만 있을 뿐

마음속 감정들로 잠 못 드는 밤

이죠. 그러한 관점에서, 현재 나의 마음속에 조급함이 있진 않은지도 점검해보는 것이 중요합니다.

나의 기대와 욕구가 아무리 크다 해도, 마음의 여유를 품고 조급함을 느끼지 않는다면 답답함이라는 정체된 듯한 기분을 경험하지 않아도 됩니다. 아니, 경험할 수조차 없을 겁니다. 왜냐하면 시간이 지나서 자연히 해결되거나 이뤄질 수 있는 결과라는 것을 믿기 때문이죠. 이상과 현실 사이의 간극은 어쩌면 그 자체로서 몹시 당연하고 자연스러운 것일지 모릅니다. 하지만 이 간극을 결핍이나 갈등으로 인식하며 지금 당장 해결하고 싶어 하는 조급함이 진정한 문제일 수도 있습니다. 평소에 살면서 여유가 부족하고 성미가 급한 사람일수록 답답함을 더 많이 호소합니다. 만약 모든 것이 그저 하나의 과정일 뿐이라 믿으며, 큰 그림을 보고 그릴 수 있다면 그토록 모든 것들 사이에서 답답함과 억울함, 서러움을 느끼며 살아가지는 않을 것입니다.

#브레이너 제이의 감정 케어 숙면 가이드

❶ 감정을 인정하고 표현하기
지금 이 순간, 당신의 마음을 오롯이 인정해주며, 스스로 혹은 주변 사람에게 마음을 표현해 보기 바랍니다. 여기서 '표현'은 마음속에 꼭 담아 놓은 것을 실제로 말하거나 글을 쓰거나 행동을 통해서 표출하는 것입니다. 당사자와 직접 소통하면 좋겠지만, 밤이 늦었거나 마음의 준비가 아직 되지 않았다

면 일기장을 하나 꺼내어 나의 진솔하고 답답한 심경을 있는 그대로 풀어 써 보세요. 당신만의 비밀노트로서, 감정 해소에 도움되는 모든 것이 허용되는 공간입니다. 억눌렀던 말과 감정, 심지어는 욕설까지도 허용됩니다. 애써 착한 척, 아닌 척, 이해하는 척, 쿨한 척할 필요 없어요. 표출 시간은 15분 이내로 설정해 놓고, 내면의 쌓인 것들을 적극적으로 풀어내 보세요.

❷ 자기 암시로 무조건 긍정의 결말 만들기

지금 겪고 있는 답답하거나 애매한 상황에 대해 즉시 해결하려는 조급함을 잠시 내려놓아 봅니다. 지금의 상황은 과정일 뿐, 완결된 결론이 아니라는 사실을 이해하면서 말입니다. 몸에 힘을 빼고 숨도 편안하게 놓아주면서, 머릿속을 오직 긍정의 결말로 채워보세요. 답답한 감정에서 한 발짝 물러서서, 시간이 지나 내가 바라는 대로 일이 풀려 있음을 암시합니다.

"한 달 뒤에 지금의 모든 오해가 풀리게 된다!" "1년 후, 나의 목표가 반드시 이루어진다!" "이 시간이 지나면, 우리는 더 행복한 관계로 발전할 거야." "일주일 뒤에 상사가 결국 내 마음을 알아주고 나를 크게 인정해줄 거야."

자기 암시에서 가장 중요한 것은 그것이 실제로 이루어질지에 대해 괜한 의구심을 품지 않는 것입니다. 언제나 그렇듯, 상상은 자유이고 암시엔 힘이 있습니다. 암시의 내용을 명백한 사실로 믿어주며 스스로 결말을 설계하기 바랍니다.

자책하고
스스로 탓하는 마음

#중대한 실수로 인한 자책감

#일이 안 풀리면 항상 나를 탓하는 마음

#지나간 일에 대한 끝없는 자책

#습관적으로 튀어나오는 자기 비하 발언

#칭찬을 잘 못 받아들이는 자격지심

#실수로 내뱉은 말에 대한 후회와 죄책감

#계속되는 실수에 대한 괴로움

스스로 자책하고 책망하는 마음은 결국 과거의 사건이나 생각에서 비롯됩니다. 이미 지나가서 현재는 더 이상 실재하지 않는 것들임에도 불구하고, 습관적으로 떠올리며 문제의 원점이자 과거의 상황으로 자꾸 돌아가는 것이죠. 그런데 놀랍게도, '자책'이란 것은 마치 그리스·로마 신화 속 야누스Yanus와 닮았습니다. 서로 반대 방향을 바라보는 두 개의 얼굴이 한 몸처럼 붙어 있거든요. 한쪽 얼굴에는 자책Self-criticism이, 다른 한쪽 얼굴에는 자기 성찰Self-reflection이 서로 붙어 있는 모습입니다.[47]

자기 성찰(자기 평가)은 자기 자신에 대한 관찰과 객관적 평가를 통해 발전적 지향점을 찾아 앞으로 나아가는 행동을 말합니다. 사실 심리학에서는 '자책'과 '자기 성찰'에 대해 서로 엄격히 구분하여 정의하고 있지만, 일반 사람들에게는 이 둘의 개념이 매우 비슷하여 마치 야누스의 모습처럼 느껴지기도 합니다. 현재 자신이 자책하고 있는지, 성찰하고 있는 것인지 구분하기 힘든 경우도 많기 때문입니다. 그럼 이 두 가지의 얼굴은 정확히 무엇이 다르며, 어떻게 하면 자책을 멈추고 자기 발전적인 삶을 살아갈 수 있을까요?

발전을 위한 엔진 vs. 퇴보를 만드는 걸림돌

먼저 그 이름에서부터 알 수 있듯, 두 경우 모두 '자기 자신 Self'이 한 일이나 행동, 모습에 대해 피드백한다는 점에서 유사합니다. 하지만 똑같이 거울을 놓고 자신의 얼굴과 모습을 들여다보고 있더라도, 어떤 부위를 어떤 관점으로 바라보는지가 다릅니다. 가령, 자책은 '얼굴이 왜 이렇게 생겼어?' '주름이 많아져서 보기 좀 흉하잖아?' '점을 좀 가려야겠다' '나는 왜 이렇게 키가 작을까?' '살 좀 빼자, 돼지야!' 같은 본인의 결점에 집중하여 바라보는 반면, 자기 성찰의 경우에는 '요새 피부가 많이 안 좋아졌어. 잠을 충분히 자야겠어' '내 얼굴이 좀 동근 편이니 브이넥 셔츠를 입어보자' '살이 좀 쪘으니 운동을 시작해볼까?' 같은 결점 자체가 아닌 자신의 더 나은 모습을 만들기 위한 자기 분석과 계획(전략)으로 이어진다는 점입니다.

두 경우 모두 자신을 향해 던지는 피드백이지만, 결론적으로 전자는 스스로 콤플렉스를 만드는가 하면 후자는 동기 부여를 통해 발전적인 결과를 만든다는 점에서 큰 차이가 있습니다. 자책을 자주 하는 사람들이 자신의 결점에 집중하는 이유는 은연중에 '끊임없는 부족함과 결핍감'을 느끼고 있기 때문이라고 합니다. 과거에 부모님이나 선생님 등으로부터 인정을 받지 못했거나 충분한 존중을 받지 못한 경험이 있다면, 그에 따른 결핍의 정도는 더 깊어지고 오래 지속되는 것으로 알려져 있습니다.[48] 또 언제부터인가 너무 높게 쌓아 올려버린 자기 자신에 대한 기준 때문일 수도 있습니다.

사실, 앞으로 나아가기 위해서는 현재 자신의 위치를 정확하게 인식하고, 자신의 문제점이 무엇인지를 파악하는 노력이 매우 필수적입니다. 하지만 자신의 문제에 대해 파악하고 평가하는 행동이 자칫 책망이나 자기를 깎아내리는 방향으로 진행된다면, 발전은커녕 퇴보를 위한 뒷걸음질이 될 수도 있습니다. 심한 경우엔 스스로가 놓은 걸림돌에 자꾸 걸려 넘어지며 주저 앉아버릴 수도 있겠죠. 그러고는 상처투성이의 자기 자신을 보면서도 이런 말을 할 겁니다.

"이 멍청아! 넌 그것밖에 안 되니?"

끝없는 자책으로 잠 못 드는 당신을 위한 수면 코칭

스스로를 끊임없이 탓하고 책망하느라 잠에 드는 것조차 어렵다면, 다음의 질문을 스스로에게 한번 던져봅니다.

Q. 어떤 문제의 원인이 당신(나 자신) 때문이라고 생각한 적 있나요?
→ YES: 그렇게 생각한 직후에, 당신의 마음에는 동기 부여가 생겼나요?

→ NO: 당신이 스스로 정한 삶의 기준들이 다소 높지는 않나요?

먼저 분명하게 짚고 넘어가야 할 것이 있습니다. 어떠한 순간에도 '나 자신'이 문제가 될 수는 없다는 사실입니다. 과거의 실수나 큰 잘못이 있었다면, 그것은 당신의 말이었거나 행동이었을 수는 있습니다. 하지만 당신 자체로, 당신의 존재가 실수이거나 문제였던 적은 단언컨대 단 한순간도 없습니다.

당신의 생각이나 감정이 틀렸던 적은 있을 수 있고, 그것은 누구에게나 마찬가지입니다. 우리의 마음은 끊임없이 문제를 발견하고, 경험하며, 해결하기 위해 노력합니다.[49] 그런데 이 과정에서 '나' 자신을 문제라고 정의해버리면, 많은 혼란과 좌절에 빠지게 됩니다. 기본적으로 마음이 인식하는 문제는 해결함으로써 제거해야 하는 대상인데, '나'를 어떻게 해결할 수 있으며 제거할 수 있겠습니까? 근본적으로 그것은 불가능한 전제입니다.

나를 탓하고, 나를 책망하며 내가 문제였다는 인식은 어떠한 변명을 갖다 붙인다 한들 당신에게 결코 발전적이거나 도움이 될 수는 없습니다. 결국 당신 자신이 문제로 남아 있는 한, 언젠가 그 '나'는 갈아치워야 할 대상이 될 테니까요.

자기 책망의 마음과 자기 성찰의 마음을 구분하는 가장 쉬운 방법이 있습니다. 스스로에게 묻는 것입니다.

"지금 나에게 동기 부여가 되었는가?"

자기 자신에 대한 객관적 관찰과 평가, 이를 통한 자기 분석과 전략을 세우는 일은 그다음 단계에서 당신을 즉각 움직이게 만드는 동기가 됩니다.

하지만 자책과 자기 비난 등의 행위는 자기 자신의 결점과 문제에 빠져 있기 때문에 동기 부여가 생기기 어렵습니다. 한두 번쯤 오기가 생겨 이를 악물고 투쟁할 수는 있습니다. 하지만 오래가지 못할 것이고, 결국엔 또다시 자책과 비난으로 인해 주저앉는 자신을 지켜봐야 할 것입니다. 은연중에 스스로에게 건네는 피드백들이 당신에게 힘을 주는 것들인지 꼭 한번 점검해 보기 바랍니다.

만약 문제 원인이 '나'라고 생각되지는 않지만, 계속되는 자책감에 시달리고 있다면 본인 스스로가 세운 기준들에 대해서도 확인할 필요가 있습니다. 높은 목표가 삶을 지탱해주는 힘이 되고 원동력이 되는 것은 사실이지만, 현실적이지 않은 목표는 오히려 반대의 부작용을 낳는 경우가 많습니다. 앞선 경우와 마찬가지로, 아무리 노력해도 매번 부족하고 결핍된 자기 자신을 마주하다 보면, 결국 '내 자신이 문제'라고 인식하게 되는 순간이 올 수도 있기 때문입니다.

끊임없이 다다를 수 없는 목적지를 향해 달려가는 대신, 최종 목적지에 도달하기까지 여러 번의 작은 목적지를 설정해보는 것도 좋은 방법입니다. 당신이 진정 원하는 것이 무의미한 높은 기준들이 아니라 자기 성장과 발전이라면, 적절한 수준의 목표들을 세우고 하나씩 이뤄가는 것이 더 도움이 될 것입니다.

#브레이너 제이의 감정 케어 숙면 가이드

❶ 취침 전 10분, 자기 연민 명상하기

자기 연민Self-compassion은 자기 동정Self-pity과는 다릅니다. 자신의 실수를 관대하게 용서하는 행위이며, 설령 실망하고 만족스럽지 않은 순간에도 자기 자신에게 '친절함'을 베풀며 위로할 수 있는 능력입니다. 미국 하버드의대 임상심리전문가인 크리스토퍼 거머 박사와 텍사스대 심리학과 교수인 크리스틴 네프 박사가 함께 개발한 명상법[50]으로, 양손을 들어올려 머리부터 발끝까지 신체 부위를 하나씩 순서대로 부드럽게 터치해줍니다. 이때 각 신체 부위에 손을 대고 잠시 멈추어서 다음처럼 속삭여보세요.

"나의 머리가 편안하기를. 나의 얼굴이 편안한기를. 나의 목이 편안하기를. 나의 가슴이 편안하기를…."

머리, 얼굴, 목, 어깨, 양팔, 양손, 가슴, 배, 골반, 다리, 양발까지(또는 신체 뒷면까지도) 각각 편안하고 온전하기를 바라는 마음으로 속삭여줍니다. 자기 연민은 회복탄력성, 생산성, 행복감 등을 높이는 데 도움을 주는 방법으로 여러 연구들을 통해 입증되었습니다.[51]

❷ 자기 수용하기

과거에 대한 후회, 반추를 의미하는 마음의 되새김질Rumination은 이미 지나갔거나 더 이상 실재하지 않는 문제들에 대해서 문제의 본질을 과장하거나 왜곡하고 변질시키는 등의 부정적인 작용을 만들어냅니다. 그야말로 자기 퇴보를 만들고, 심각할 경우 정신질환까지 이어질 수 있는 위험한 행동이죠.[52] 이를 멈출 수 있는 힘은 자기 자신에 대한 있는 그대로의 '수용 Acceptance'에서 나옵니다. 잠시 모든 것을 멈춰 놓고, 내 몸에 일어나는 반응이나 느낌, 감정들에 집중하며 "나는 나를 수용합니다"라는 암시 문구를 읊어봅니다. 내 몸의 통증도, 현재 겪고 있는 고통과 시련도, 모든 불만족스럽고 되돌리고픈 과거도, 아픈 마음과 상처도 지금 이 순간만큼은 모두 다 허용해 줍니다. 애써 억누르거나 바꾸려고 할 필요도 없이, 그저 모든 것을 수용하는 겁니다. 누가 뭐래도 당신은 당신 그 자체로 온전하고 완전합니다.

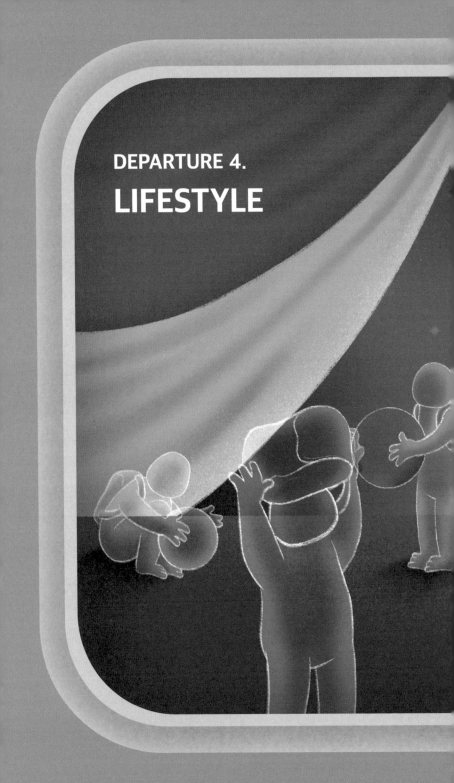

DEPARTURE 4.
LIFESTYLE

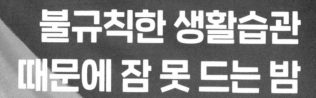

불규칙한 생활습관 때문에 잠 못 드는 밤

하루 동안 어떻게 생활하나요?

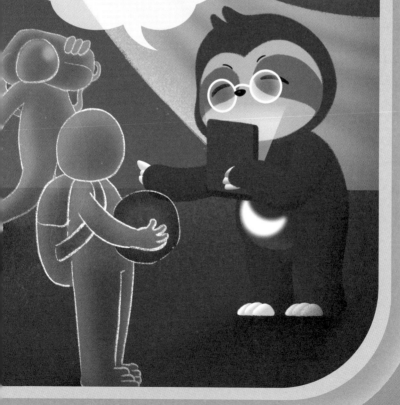

잠자리에 누워
스마트폰 보는 습관

#유튜브 동영상 시청

#SNS 게시물 확인

#모바일 게임 삼매경

#밀린 드라마 정주행

#새로 올라온 웹툰 감상

#새벽 배송 위한 폭풍 온라인 쇼핑

#끊임없는 숏폼 콘텐츠 감상

세계적 수면의학 권위자인 스탠퍼드대 수면센터장 클리트 쿠시다 교수가 한국을 방한했을 때, 그와 1대1 인터뷰를 가질 기회가 있었습니다. "쿠시다 교수님은 주무시기 전에 스마트폰을 보시나요?"라며 조심스레 질문을 던져 보았을 때, 그는 약간 쑥스러운 듯하지만 당연하다는 듯이 취침 전 스마트폰을 본다고 답변했습니다. 물론 잠자리에 누워 장시간 SNS나 게임 등의 습관을 갖고 있지는 않았지만, 수면의학의 대가도 스마트폰에 있어서 만큼은 일반 현대인들과 비슷했습니다. 잠자기 전에 스마트폰을 보는 행동은 정도의 차이는 있겠지만, 대부분의 사람들에게 이젠 너무나 일상적인 습관이 되었습니다. 그렇기에 그 행위 자체에 문제가 있음을 지적하는 것보다, 밤 늦게 스마트폰을 오래 보지 않도록 노력하는 것이 더 중요합니다.

한밤중 스마트폰, 스마트하지 않은 네 가지 이유

잠자리에 누워 스마트폰을 오래 보면 안 되는 네 가지 이유가 있습니다. 첫 번째는 가장 잘 알려진 블루라이트의 영향입니다.[1] 블루라이트는 빛의 스펙트럼 중에서 에너지 세기가 강한 쪽(주파수가 높은 쪽)에 해당되는 푸른 계열의 빛을 말합니다. 사실 스마트폰에서 나오는 블루라이트가 얼마나 잠에 직접적인 영향을 주는지에 대해서는 아직 더 많은 연구가 필요합니다. 하지만 많은 수면 과학자들이 공통적으로 한밤중 블루라이트 사용을 경고합니다. 에너지 세기가 강한 빛인 만큼 시각세포나 생체분자 수준에 영향을 미칠 수 있는 가능성이 많기 때문이며, 특히 수면을 유도하는 호르몬인 멜라토닌Melatonin의 억제와 파괴를 유발할 수 있기 때문입니다.[2]

실제로 빛은 우리 뇌 속에 위치한 시교차상핵Suprachiasmatic Nucleus을 흥분시켜 생체리듬을 만들어내는 데 있어 가장 중요한 열쇠입니다.[3-4] 자칫 장시간의 스마트폰 빛 노출로 인해 멜라토닌이 억제되고 생체시계의 교란을 만들어 각성을 유발할 수도 있기 때문에 단연코 가장 주의해야 할 항목입니다.

두 번째로는 멀티태스킹Multi-tasking을 꼽습니다.[5] 쉽게 말해, 여러 가지 일을 동시에 처리하는 것인데, 이를 위해서는 일반적으로 마음속에 여러 의도를 품고 분석적인 사고를 통해 행동을 만들어내기 때문에 인지적인 뇌 각성을 일으키게 됩니다. 이를테면, 앱 속에 이런저런 기능들을 빠르게 터치하며 이용하거나 동영상에 댓글을 달기도 하고, 검색창에 검색어를 입력하는 행위 등이 포함되죠. 사실 이러한 행동들은 깊이 고민하지 않는 것 같지만, 무의식적으로 빠르게 처리되고 진행되기 때문에 잠자려던 뇌를 깨우기에는 충분한 원인이 될 수 있습니다.

세 번째는 잠자기 직전에 보고 듣게 되는 콘텐츠 내용들에 따른 정서적인 각성입니다. 어떠한 하루를 보내었든, 하루의 끝에서 나에게 입력하는 정보가 가장 자극적이고 불안한 요인들을 담고 있는 것은 아닌지 살펴볼 필요가 있습니다. 설령 SNS에 올라온 지인의 소소한 일상을 구경한다고 하더라도, 그 과정에서 복잡미묘한 감정들이 발생하는 것은 지극히 자동적이고 당연한 일입니다. 부러움, 시기심, 원망, 기대, 흥미, 설렘, 혐오 등의 여러 감정이 동반될 수 있습니다.

예를 들면 필요 이상의 정보가 들어오거나 원치 않는 정보를 접하게 되어 감정적으로 동요되는 경우가 있습니다. 과거 자신의 흑역사가 담긴 사진을 우연히 마주하거나, 현재 자신의 상태와 연관될 만한 콘텐츠를 보게 되는 경우 등 말입니다. 사실 앞선 두 가지 요인만큼이나, 많은 현대인들은 이 세 번째 요인에 대해 매우 취약합니다. 한밤중 심리적 불편감을 호소하거나, 수면에까지 연결될 정도로 문제를 키우게 되는 것이죠.

마지막 네 번째 요인은 잠자리에 대한 '부적응적 조건화'의 문제입니다.[6] 불면증 치료에 널리 쓰이는 방법 중 자극조절요법Stimulus control therapy이 있는데, 쉽게 말해 잠자리에 누워서 잠과 관련되지 않은(또는 도움되지 않는) 행동들을 하지 못하도록 조절하는 방법입니다. 왜냐하면 뇌에서 잠자리에 누워서 취하는 행동들과 잠자리라는 환경(공간) 간의 잘못된 인식(부적응적 조건화)을 만들 수 있기 때문입니다.[7] 이는 마치 '나의 잠자리는 스마트폰을 하며 놀아도 되는 공간이야'라며, 자신의 뇌에게 잘못된 학습을 부추기는 것과 같다는 뜻입니다.

늦은 밤 스마트폰을 보다가
잠 못 드는 당신을 위한 수면 코칭

잠자리에 누워 영상 시청, SNS, 게임, 쇼핑 등 스마트폰을 하는 습관이 있다면, 다음의 질문을 스스로에게 던져봅니다.

Q. 잠자리에 누워서 스마트폰을 꼭 해야 하는 이유(5분 이상 기준)가 있나요?

→ YES: 취침 전에 스마트폰 시간을 먼저 가진 다음 잠자리로 돌아올 수 있나요?

→ NO: 그저 잠자리에서의 단순한 습관이거나 충동적인 행동인가요?

특정 행동의 밑바탕에는 그 같은 행동을 하게 만드는 욕구나 믿음(신념)이 보이지 않게 자리하고 있습니다.[8] 만약 잠자리에 누웠는데 갑자기 떠오른 생각을 메모해야 하거나, 필요한 물건을 구매해야 하는 등 이성적인 판단 하에 무언가를 꼭 해야 하는 상황이라면 한두 번쯤은 큰 문제가 아닐 수 있습니다. 하지만 그것이 어떠한 이유에서든 반복되고 있다면, 또는 어쩌다 한두 번일지라도 30분~1시간씩 오래 걸리는 일이라고 한다면 이야기는 조금 달라집니다.

사실 밤에 스마트폰을 하는 것이 숙면이나 마음 건강에 그다지 도움되지 않는다는 사실은 누구나 상식처럼 알고 있습니다. 그럼에도 불구하고 한밤중 잠에 들기 위한 시간과 공간을 굳이 스마트폰 사용으로 대체하고 있는 이유가 무엇인지 스스로에게 물어볼 필요가 있습니다. 꼭 해야 하는 일이라면, 가급적 침실에서 벗어나서 그 일을 마치고 돌아오는 습관을 들이는 것이 가장 바람직합니다.

만약 꼭 해야 하는 일이 아님에도 스마트폰을 잠자리에서 습관처럼 사용하고 있다면 어떠한 마음이 그러한 행동을 만들고 있는지를 점검해보면 좋습니다. 대부분의 현대인들은 '스트레스를 해소할 유일한 방법이니까'라고 하거나, '하루 동안 고생한 나를 위해 최소한의 보상이니까'라고 대답을 하곤 합니다. 하지만 정말 유일한 스트레스 해소 방법이고, 꼭 그 시간에 그 공간에서 해야만 하는 방법인 걸까요? 하루 동안 수고한 나를 위한 보상으로, 하루의 끝이 되어서야 잠자리에 누워서 스마트폰을 하는 습관이 과연 나를 위한 최선의 보상일까요?

만약 잠자리에 눕기 전에 스트레스를 풀 수 있는 다른 활동을 미리 하거나, 하루 동안 스트레스를 받게 되는 상황들을 줄여보거나 스트레스에 대응하는 마음의 근육을 키워본다면 상황은 달라질 수도 있을 겁니다.

적어도 한밤중 자기 전에 스마트폰을 사용하는 것보다 스마트폰을 쓰는 시간과 장소를 다르게 바꿔보는 것도 스마트한 방법이 될 수 있습니다. 아이러니하게도, 최소한의 보상이자 스트레스 해소법이라고 선택한 행동이 정작 나의 수면의 질을 떨어뜨리고, 다음 날 스트레스에 더 민감하고 힘든 상태로 하루를 생활하게 만들 수 있기 때문입니다.

#브레이너 제이의 습관 개선 행동 플랜

❶ 취침 무렵 스마트하게 스마트폰 사용하기

가급적 잠자리에 눕기 1시간 전(적어도 30분 전)까지는 침대 위가 아닌 다른 공간에서 스마트폰을 사용해보세요. 만약 꼭 잠자리에 누워서 사용해야 한다면, 5~10분 이내로 짧게 하되 머리를 많이 쓰는 조작은 하지 않도록 주의합니다. 특히, 자기 직전에는 심리적으로 긴장을 유발할 만한 정보(동영상, 게임 등)에 대해서도 나의 정신 건강을 위해 피하도록 합니다. 이렇게 꾸준히 실천하다 보면, 수면의 깊이가 달라지는 것을 온몸으로 느낄 수 있을 거예요.

❷ 하루 중 스마트폰 사용 타임 정하기

스마트폰 사용 시간을 최대한 줄이는 것이 이상적이겠지만, 현대인에게는 이미 스마트폰이 몸의 일부처럼 느껴지기 때문에 현실적인 솔루션은 아닐 수 있습니다. 그렇다면 하루에 적어도 어느 타이밍에 스마트폰을 사용할지와 또 얼마나 오랫동안 사용할지를 미리 정해두고 계획을 실천해 보세요. 단, 처음부터 너무 무리할 필요 없이 현재 본인의 하루 평균 스마트폰 시간보다 딱 10~30분씩만 줄여 나가는 것도 괜찮습니다. 이것은 매우 중요한 자신과의 약속이 될 겁니다. 어떤 대상에 내가 통제당하고 있는지, 또는 내가 통제할 수 있는지의 여부가 실로 우리의 정신 건강과 삶의 질에 막대한 영향을 미칠 수 있기 때문이죠.

늦게까지 일하거나
공부하는 습관

#요새 들어 부쩍 잦아진 야근

#기말고사 벼락치기로 밤샘 공부

#중요한 무대를 앞두고 새벽 연습

#업무 특성상 주기적인 교대 근무

#밤낮 없이 불규칙한 근무 형태

#저녁부터 일을 시작하는 프리랜서

#미루다 임박해서 시작하는 습관

불규칙한 생활습관 때문에 잠 못 드는 밤

세계적인 신경과학자이자 수면 전문가인 UC버클리대의 매튜 워커 교수는 현대인들에게 다음과 같은 일침을 남겼습니다. "지구상의 모든 동물종을 통틀어 인간만이 유일하게 스스로 잠을 줄여가며 생활하는 생명체입니다. 어떤 명백한 이득도 없이 말입니다."[9]

수억 년 진화의 산물인 생체리듬과의 전쟁

우리 주변에도 직장 내에서 맡은 역할이나 개인의 목표를 위해 반복적으로 야근과 밤샘 공부를 하는 사람이 많이 있습니다. 그런데 이러한 패턴이 지속되면 우리의 생체리듬을 교란시키는 데 매우 치명적일 수 있습니다.[10] 분명히 해가 지면서 휴식과 수면 모드로 접어들어야 하는데, 끝나지 않는 일과로 인해 몸도, 뇌도 혼란스러움을 겪게 되기 때문입니다. 한밤중에도 뇌를 계속 각성시키는 활동뿐 아니라, 밤이 되어서도 실내에 환하게 존재하는 조명 빛들로 인해 말입니다.

사람은 여느 동물들처럼 규칙적인 리듬을 갖고 살아가도록 진화해 왔습니다. 하루 세 끼 식사를 하는 것도, 몸속에서 소화와 배변 활동이 일어나는 것도, 체내에서 특정 호르몬들이 분비되는 방식도, 또 잠을 자고 일어나는 패턴까지도 모두 규칙적인 리듬 속에서 만들어지고 온전히 기능할 수 있어요.

늦은 밤까지 일을 하고 공부를 하는 습관은 이러한 리듬에 균열을 만든다는 점에서 오랜 시간이 지속될수록 건강에 여러 가지 적신호를 만들어냅니다. 가장 자연스러운 본능을 거스르는 행위이기 때문입니다. 그리고 그중 대표적인 것이 수면 문제죠. 자도 자도 피곤하거나, 밤이 되어 잠자리에 누웠는데도 잠이 오지 않는 경험을 하게 되는 겁니다. 언제 휴식을 취하고 언제 일어나서 활동해야 할지 우리의 몸에서부터 혼란스럽기 때문입니다.

만약 여기에 심리적인 스트레스까지 더해진다면 문제는 더 심각해질 수 있습니다. 이왕 하는 거, 자발적으로 결심해서 스트레스라도 받지 않는다면 다행이건만 원치 않는 야근이 잦아지거나 주변 사람들과의 대인관계 문제까지 생기는 날에는 정서적인 고통도 심해지는 것이죠. 이렇게 되면 '아, 불행한 나의 인생아…. 남들은 다 자는 이 시간에 나만 일을 하고 있네' 같은 비관적인 생각들이 마음속을 가득 메우며 문제를 악화시키게 됩니다.

실제로 교대 근무자나 야간 근로자들의 정신 건강에 대한 연구들을 살펴보면, 이 같은 부정적 인식과 정서 문제가 동반되는 경우에 우울, 불안, 불면증 등의 증상이 더 심각해지고 만성화된다는 결과가 있습니다.[11-12] 현실적으로 일을 그만두거나 멈출 수 없는 상황이라면, 적어도 우리의 마음만이라도 조금은 더 긍정적이고 주체적으로 바꿔보면 어떨까요? 물론 쉽진 않겠지만, 다른 누구도 아닌 오직 '나'를 위한 노력으로 충분히 가치 있을 겁니다.

잦은 야근과 공부 습관으로
잠 못 드는 당신을 위한 수면 코칭

늦은 밤까지 일을 하거나 공부하는 일상이 반복되고 있다면, 다음의 질문을 스스로에게 한번 던져봅니다.

Q. 자연의 본능(생체리듬)에 맞서가며, 늦은 밤까지 일이나 공부를 해야만 하는 이유가 있나요?

→ YES: 당신의 성공을 위한 것인가요, 다른 사람들의 편의를 위한 것인가요?

→ NO: 낮 시간을 더 밀도 있고 효율적으로 보내기 위한 개선의 여지가 있나요?

만약 당신의 성공을 위한 노력으로 늦은 밤 일과 학업에 집중하고 있다면 지금 이 순간을 기점으로 완벽하게 생각을 바꾸기를 권합니다. 극단적인 저녁형의 사람이 아니라면 결국 대부분의 사람들은 아침 해에 눈을 뜨고 달빛 아래 잠을 청하는 주행성 동물의 습성을 갖고 태어났습니다.[13]

이는 다시 말하자면, 대부분의 사람들은 낮 동안 깨어 있을 때 최상의 컨디션과 최고의 퍼포먼스를 낼 수 있도록 프로그래밍되어 있다는 뜻입니다. 그리고 밤늦게 2~3시간을 더 집중한다고 한들 최상의 컨디션에서 빚어낸 결과물은 나올 수 없다는 것이죠. 학습과 기억력, 인지력, 창의력 등이 모두 가장 저조하게 발휘될 시간대에 억지로 카페인(각성제)의 힘을 빌려 깨어 있는 수준이기 때문입니다.

더욱이 이렇게 학습하고 습득한 지식과 기술들은 잠을 자는 동안 뇌 속에서 장기 기억화되고 기존 기억에 연합되어 처리됩니다. 그런데 수면의 질이 떨어지면 이 역시도 밑 빠진 독에 물을 붓는 격으로 입력되지 않는 뇌에 억지로 정보를 붓고 있는 상태일 수도 있습니다. 물론 어느 정도는 입력이 되고 처리될 수도 있겠지만 시간 대비, 효율 대비, 에너지 대비 결과는 장담할 수 없습니다. 성공을 위해서 잠을 줄여야 한다는 발상이 이제는 구시대적 이야기가 되어가는 이유도 바로 여기에 있습니다.

불규칙한 생활습관 때문에 잠 못 드는 밤

더불어, 야근이나 늦은 밤까지 공부를 하는 많은 사람들에게 불편한 진실이 하나 더 있습니다. 당신의 경우도 여기에 해당이 되는지 솔직하게 체크해보세요. 바로 업무량이나 학업량이 넘쳐흘러서 아침부터 밤까지 쉼 없이 달려야 하는 상황보다도, 아침이나 오후에 애매하게 흘려보낸 시간들이 많아서 뒤늦은 오후가 되어서야 정신을 차리고 달리기 시작하는 상황이 더 많을 수 있다는 사실입니다.

해야 할 일을 미루고 미루다가 늦게 하게 되거나, 반복된 야근과 밤샘 공부로 인해 이른 시간에는 극심한 피로와 저효율을 경험하며 결국 저녁부터 각성되어 움직이는 것이죠. 그렇게 되면 마치 밤늦게까지 매일 일을 하는 것 같고, 남들보다 바쁘게 열심히 사는 듯한 착각에도 빠지게 됩니다. 하지만 여기서 흥미로운 사실은 이런 방식의 삶은 매일 쫓기듯이 일도 학업도 쳐내며 하게 되는 상황이기 때문에 생산성 자체도 더 높을 수 없다는 점입니다.

실제로 성공한 사람일수록 자기 관리에 철저하고 본인들이 세운 기준 속에서 휴식, 명상, 잠에 대한 가치를 일반인들보다 더 높게 매기는 경향이 있습니다. 자연의 본능을 거스르며, 매일 밤 달리고 있는 당신 스스로에게 한 번쯤 객관적으로 자문해볼 필요가 있겠습니다.

'낮 시간을 더 효율적으로 밀도 있게 쓸 수 있는 방법은 없을까?' '잠을 줄이거나 불규칙한 생체리듬을 만드는 대신, 일상 중 자기 관리에 더 집중하며 하루를 계획한 대로 살아가는 데 더 노력해보는 건 어떨까?'

#브레이너 제이의 습관 개선 행동 플랜

❶ 하루 중 최상의 컨디션 타임 찾기

최상의 뇌 컨디션일 때 가장 효율적인 학습과 생산성을 만들어낸다는 사실을 먼저 인식합니다. 그리고 휴식과 수면은 부가적인 것이 아니라 최상의 컨디션과 생산성으로 가는 가장 빠른 지름길이라는 사실도 정확히 이해합니다. 하루 중 나에게 가장 효율적인 시간대가 언제인지를 찾아보고, 그 시간대를 무조건 공략해보세요. 꼭 이른 아침일 필요는 없습니다. 만약 반드시 늦은 시각까지 일이나 공부를 해야 한다면, 그 어떤 강박적인 기준이나 부정적인 생각들을 잠시 내려놓은 채 편안한 마음으로 본인의 선택을 믿고 행동해보시기 바랍니다.

❷ 워라밸을 고려한 자기 관리하기

늦은 야근과 밤샘 공부를 막을 수 있는 유일한 방법은 더욱 철저한 자기 관리입니다. 더불어 '워라밸Work-Life Balance'로 일과 삶의 균형을 만드는 것이 중요합니다. 자칫 매일 늦은 시간까지 일과 학업에 매몰된다면, 번아웃이 오고 정신적으로 힘들어져 지속할 수 없게 되기 때문이죠. 아무리 늦더라도 취침 시간 기준 2시간 전에는 모든 일을 멈추고 릴랙스 타임에 들어가도록 합니다. 여기가 최소한의 일과 삶의 경계가 되는 지점입니다. 물론 2시간보다 더 길게 릴랙스 타임을 가져도 매우 바람직하겠죠. 자신만의 휴식 규칙, 수면 루틴, 워라밸 경계선, 낮 동안의 고효율 시간대 등 자기 관리 플랜을 구체적으로 세워보세요.

불규칙한 생활습관 때문에 잠 못 드는 밤

취침 전
수많은 규칙과 수면 루틴

#꼭 해야만 안심되는 수면 리추얼

#완벽한 숙면을 위한 본인만의 규칙

#침실 내 모든 빛을 없애기 위한 노력

#한밤중 화장실을 꼭 가야 하는 습관

#잠잘 때 이불을 덮는 특정한 방식

#취침 전 침실 환경의 완벽한 세팅

#수면 시간을 지켜야 한다는 강박

잠이 오지 않는 불면증을 '인섬니아Insomnia'라고 하죠. 그런데 최근 새로운 수면의학 용어가 하나 더 추가되었는데, 바로 '오소섬니아Orthosomnia'입니다. 이는 '완벽한 잠을 얻기 위한 강박'을 뜻하며, 이로 인해 수면에 문제가 생기는 증상을 말합니다.[14] 쉽게 말하자면, 질 좋은 잠을 만드는 것은 너무나 중요하지만 그 의도나 방식이 지나칠 경우엔 되레 잠을 방해하는 문제로 변화될 수 있다는 뜻이죠.

완벽한 잠을 얻기 위한 수면의 조건화

이러한 현상은 다소 아이러니하지만, 질 좋은 잠에 대한 간절한 바람과 세상에 널려 있는 잠에 관한 수많은 정보들에 의해서 비롯됩니다. 불면증으로 크게 고생하고 있거나, 아니면 보다 더 나은 삶을 살고 싶은 바람에 숙면을 갈구하는 마음이 지나치게 커질 경우 오소섬니아의 씨앗이 되는 셈입니다. 잠에 대해 더 알고 싶고, 더 배우고 싶고, 더 조절하고 싶고, 더 개선하고 싶다는 욕구가 자리합니다.

이를테면, 취침 1~2시간 전에 테아닌과 마그네슘이 함유된 수면 영양제를 섭취한 후, 미온수 물로 반신욕과 샤워를 마치고 취침 전 아로마오일을 바르며 모션베드의 진동 기능을 통해 잠에 드는 것이죠. 또는 빛을 완전히 차단하기 위해 암막커튼은 기본이고, 침실 내 멀티탭을 비롯한 주변 전자기기들의 모든 스위치등을 테이프로 가림으로써 미세한 불빛을 모두 차단해야만 잠에 들 수 있는 경우도 있습니다. 과연 '완벽한 잠'이란 것이 있기는 한 걸까요? 시중에 나온 수면에 좋다는 모든 방법을 실천해보면, 질 좋은 잠을 얻게 될까요?

수면 전문가들은 적절한 수면 규칙과 루틴을 갖는 것이 수면에 도움되는 긍정적인 습관이라고 말합니다. 잠들기 전 일련의 행동이나 환경의 변화가 우리의 뇌에 '이제 잠을 잘 시간이야'라는 신호를 보내주고 뇌는 그것을 조건화하여 학습하기 때문입니다.[15-16] 현대사회에서는 밤이 되어도 워낙 도시 전체가 밝은 빛으로 가득하고, 늦은 밤까지도 시끄러운 소음들과 해야 할 많은 일들이 있기 때문에 이 같은 '수면 신호'를 만들어주는 것이 도움이 됩니다. 하루 종일 활동해온 스위치 온 모드로부터 휴식을 위한 스위치 오프 모드로의 전환점이 되기 때문입니다.

하지만 이것이 자칫 강박으로 이어지면 뇌를 오히려 각성시키고 긴장하게 만드는 요인으로 변합니다. 본인이 설정한 규칙과 조건들이 점점 더 많아지면서 그것들을 하나씩 다 실천하다가 잠이 달아나는 경우도 있고, 환경이 변화하여 루틴을 지키지 못하는 날에는 극심한 심리적 불안감으로 잠에 못 드는 경우도 생기는 것입니다. 무엇이든 항상 '더, 더'를 외치며 완벽을 좇아 살아가는 현대인들에게 잠마저도 똑같은 방식으로 성취해야 할 대상이라 여기고 있는 건 아닌지 짚어볼 필요가 있습니다.

취침 전 수많은 규칙들로
잠 못 드는 당신을 위한 수면 코칭

잠들기 전 수많은 규칙들과 수면 리추얼Ritual로 인해 마음이 불편하다면, 다음의 질문을 스스로에게 한번 던져봅니다.

Q. 지금의 수면 규칙과 습관들은 당신이 아주 어린 시절부터(혹은 태어나면서부터) 지켜져 온 행동인가요?

→ YES: 언제, 어떤 이유 때문에 만들어진 습관인가요?

→ NO: 그러한 규칙과 습관들은 당신의 잠에 본래부터 필수적인 것들이었나요?

조금 어렵게 들릴 수 있지만, 어떠한 문제를 해결할 때 '상관관계Correlation'와 '인과관계Causality'에 대한 구별을 명확히 해야 합니다. 상관관계는 두 요인 간에 연관성이 있고 영향을 서로 주고받을 수 있는 관계를 의미하며, 인과관계는 어떤 원인에 의해 결과로 이어지는 관계를 말합니다.

당신의 수면과 수면 규칙 사이에는 상관관계가 존재하나요, 인과관계가 존재하나요? 이것에 대한 해답을 얻기 위해서는 본인의 수면 루틴이 언제, 어떻게 시작되었는가를 살펴보는 것이 도움됩니다. 만약 건강상의 이유로 취침 전 혈압약, 항경련제 등을 꼭 복용해야 하거나 또 다른 선천적인 이유가 있다면 그것은 꼭 지켜야 하는 수면 규칙이 될 것입니다. 하지만 대부분의 경우에는 나이가 들면서 학습을 통해 만들어지는 수면 규칙들입니다. 주변에서 누군가 강력하게 조언한 이야기 때문이든, SNS에서 본 충격적인 정보 때문이든, 취침 전 어떤 행동의 필요성을 체감한 경우 때문이든 말입니다.

여기서 중요한 사실은 살면서 어느 시점에 만들어졌다는 것은 우리의 수면에 있어서 절대적이거나 필연적인 잠의 조건이 아니라는 점입니다. 둘 사이의 관계는 결코 인과관계가 될 수 없으며, 기껏해야 상관관계가 될 뿐이죠. 그동안 지켜온 그 규칙은 수면의 역사에 비하면 그리 오래된 것이 아니며, 그 규칙 없이도 잘 자고 잘 살았던 시절도 분명히 존재했습니다.

그렇기 때문에 설령 수면 규칙을 빼먹는다 해도 안심하세요. 당신의 질 좋은 잠은 어떤 대단한 환경 요인이나 행동 때문에 존재하는 것이 결코 아닙니다. 오히려 현대사회 이전에 원시적이지만 자연스러웠던 때의 수면이 인류 역사상 가장 질 좋은 잠이었을 수 있습니다. 강박적인 수면 루틴과 규칙들이 있다면, 그것들을 편안한 마음으로 하나씩 덜어내 보는 것이 당신의 숙면을 위한 가장 자연스러운 방법이 될 겁니다.

#브레이너 제이의 습관 개선 행동 플랜

❶ 수면 루틴은 세 가지 이내로 만들기

꼭 필요한 본인만의 수면 규칙 혹은 루틴을 세 가지 이내로 줄여보세요. 일반적으로 습관은 새로 만드는 것보다 내려놓는 편이 더 쉽습니다. 현재 가진 규칙과 습관에 불편한 점이 있다면 내려놓아야 할 분명한 이유가 됩니다. 잠이란 것은 사실 어떠한 조건도 필요하지 않은 가장 자연스러운 본능이기 때문에 잠을 도와주는 보조적인 수단으로 수면 루틴을 활용해보기 바랍니다. 습관 없이도 잘 살았던 적이 있었다는 사실을 떠올리면서, 제아무리 대단한 루틴이라 할지라도 과감하게 멈추고 가장 자연스러운 잠을 우선순위로 선택해보세요.

❷ 몸과 마음이 이완되는 수면 루틴인지 체크하기

어떤 수면 루틴이든 그것을 실천하고 있는 지금의 내가 편안하고 이완되는지를 체크해보세요. 완벽한 잠을 위한 강박적 조건이 아닌, 자연스러운 잠을 돕는 편안함이 되도록 말입니다. 모든 의도를 덜어내고 현재에 집중하는 마음 챙김 명상이나 호흡, 음악 감상, 스트레칭, 자율훈련(아우토겐 트레이닝) 등이 도움될 수 있습니다.

취침 전
뜨거운 목욕 습관

#몸이 노곤해지는 취침 전 목욕

#뜨거운 물로 30분 이상 샤워

#취침 전 건식 반신욕기 사용

#한밤중 뜨거운 좌욕이나 족욕

뜨거운 물에 몸을 담그고 있으면 경직되어 있던 근육의 긴장들이 풀리고, 온몸의 모세혈관이 확장하며 혈액순환에 많은 도움이 됩니다. 또 신경이 안정되고 심리적으로도 편안함을 느낄 수 있습니다.[17] 이런 이유로 목욕을 하다가 욕조 안에서 꾸벅꾸벅 졸아본 경험이 누구나 한 번쯤 있을 겁니다. 하지만 아쉽게도, 이러한 습관을 취침 전에 갖게 된다면 수면의 질에 다소 좋지 않은 영향을 줄 수 있습니다.

피로는 풀리지만, 몸은 더 각성되는 이유

그 원인은 바로 '체온'에 있습니다. 일반적으로 잠에 드는 것은 일주리듬Circadian Rhythm과 항상성Homeostasis 사이의 균형 속에서 이루어진다고 알려져 있습니다.[18] 항상성이란 생물학적인 용어로 체온, 체중, 혈압 등 몸속의 평형 상태를 항상 일정하게 유지하려고 하는 성질을 말합니다. 대표적인 예로, 아침이 되면 일조량이 늘면서 체온이 상승하다가 오후가 되어 정점을 찍고는 서서히 낮아지게 됩니다. 그리고는 늦은 저녁부터 다음 아침이 오기 전까지 계속 떨어지는데, 이때가 한밤중 잠에 빠져들게 되는 적기입니다. 사람의 체온은 일조량에 영향을 받으면서도 항상성 덕분에 빠르게 급변하거나 변화의 폭이 크지 않을 수 있습니다. 결국 밤이 깊어지면서 체온이 약 1도 정도 떨어지게 되면 뇌와 심장을 비롯한 체내 장기와 조직들의 활성도가 낮아지면서 잠에 들게 되는 것이죠.[19-20]

수면 과학자들 사이에서도 체온은 실로 매우 강력한 '수면 스위치'라고 여겨집니다. 1도의 차이가 매우 작은 것 같지만, 인체에 있어서는 몸속의 분자 활성도나 생화학적 반응들에 큰 차이를 불러일으킬 수 있는 차이이기 때문이죠. 따라서 취침 전 뜨거운 물에 오래 몸을 담그고 있으면 자연스레 체온이 오르게 되고, 한밤중 올라간 체온이 다시 떨어지기까지는 시간이 걸리게 됩니다.

이로 인해 바로 잠자리에 누워도 잠이 오지 않고 정신이 더 또렷해지거나, 설령 잠에 들더라도 수면의 질이 낮아질 수 있는 결과가 생기는 것이죠. 조금 더 구체적으로 얘기하자면, 여기서 말하는 체온은 피부 온도보다 심부 온도를 기준으로 합니다. 몸의 중심부, 즉 뇌와 폐, 심장, 내장기관들의 온도가 올라가면 그만큼 생리적 활동도 빨라지게 되고 근육으로 가는 교감신경의 활성도도 올라가기 때문에 몸과 마음이 더 각성하게 됩니다.[21]

취침 전 뜨거운 목욕으로
잠 못 드는 당신을 위한 수면 코칭

한밤중 뜨거운 물에 샤워나 목욕을 하는 습관이 있다면, 다음의 질문을 스스로에게 한번 던져봅니다.

Q. 취침 전 샤워 혹은 목욕을 하면, 몸이 뜨거워져 잠이 잘 오지 않나요?

→ YES: 샤워나 목욕하는 데 걸리는 시간을 줄여보거나 시간대 자체를 앞당겨볼 수 있나요?

→ NO: 몸이 뜨거워도 잠이 잘 온다면, 혹시 다음 날 일어나서 왠지 더 피곤하고 찌뿌둥한 느낌이 들지는 않나요?

뜨거운 물에 샤워나 목욕을 하는 것 자체가 나쁜 것은 절대 아닙니다. 오히려 혈액순환과 노폐물 배출 등 여러 가지 이점을 지닌 좋은 습관입니다. 하지만 중요한 건 이러한 습관으로 인해 '수면의 질에 나쁜 영향이 생기는가'입니다. 취침 직전에 꼭 뜨거운 물로 목욕과 샤워를 해야 하는 습관이 있다면 스스로 객관적으로 점검해볼 필요가 있습니다. 바람직한 방법으로는 샤워나 목욕하는 시간대를 더 일찍 앞당겨보거나 평소 30분을 목욕했다면 15분으로 줄여보는 등 시간 조절을 해보는 방법이 있습니다.

만약 도무지 조정할 수 없는 이유가 있다면 그것이 무엇 때문인지, 어떤 강박이나 믿음이 기저에 깔려 있지는 않은지도 살펴볼 필요가 있습니다. 가령, 뜨거운 물에 몸을 담가야만 잠이 잘 온다고 믿는 사람이 있다면, 앞서 '취침 전 수많은 규칙과 수면 루틴'에서 이야기한 것처럼 잘못된 인과관계 신념에 의한 강박일 수 있습니다.

설령 그렇게 해서 잠이 잘 온다고 할지라도, 체온이 올라간 상태에서는 깊은 잠으로 드는 것에 한계가 있습니다. 사우나나 찜질방에서 잠을 자본 경험이 있다면, 아침에 얼마나 찌뿌둥하고 몸이 더 무거운 느낌이 드는지를 이해할 수 있을 겁니다. 마찬가지로 전기장판을 깐 뜨거운 이불 속에 잠을 잔 날, 이상하게 다음 날 아침 기상이 더 힘들고 피곤하게 느껴지는 경험을 하게 됩니다. 모두 수면의 질이 좋지 못하기 때문에 일어나는 현상입니다. 설령 근육의 긴장이 풀리고 혈액순환에 조금은 도움이 되었을지 몰라도, 충분한 시간의 숙면을 통해 얻게 되는 완전한 근이완과 심혈관 기능의 회복에 비하면 아주 작은 이득일 것입니다.

#브레이너 제이의 습관 개선 행동 플랜

❶ 늦어도 잠자기 2시간 전에는 뜨거운 샤워나 목욕 끝내기

미국 스탠퍼드대학 수면생체리듬연구소장인 니시노 세이지 박사의 연구에 따르면, 40도 물에 15분 동안 몸을 담그면 몸속 온도는 0.5도 정도 높아지는데, 0.5도 오른 체온이 목욕 후에 원래대로 돌아오는 데에는 약 90분이 걸린다고 합니다. 샤워나 목욕을 취침 전에 하는 습관이 있다면, 잠자리 들기 전 최소 90~120분 전에 하며 가급적 15분 이내로 할 것을 권장합니다.[22-23] 물론 샤워의 경우에는 목욕과 달리 뜨거운 물에 몸을 계속 담그고 있는 형태가 아니기 때문에, 짧게 부담 없이 하는 것이라면 취침 직전 근육 긴장을 해소하고 입면을 유도하는 데에도 도움을 줄 수 있습니다.[24]

❷ 취침 전 10~15분 족욕 및 수욕 루틴 갖기

따뜻한 물에 몸을 담그는 것이 나에게 맞는 이완 방법이라고 한다면, 취침 직전에는 가급적 심부 온도를 직접적으로 높이는 목욕이나 반신욕 형태보다는 족욕 및 수욕을 권장합니다. 족욕은 따뜻한 물에 발을 가만히 담그고 있는 것이고, 수욕은 따뜻한 물에 손을 담그고 있는 것을 말합니다. 최대로 10~15분 이내면 손발의 온도를 높이고 이완감을 느끼는 데 충분합니다. 사지말단인 손과 발의 온도가 높아지면, 피부로부터 열 발산이 많아지고 이로 인해 심부 온도는 낮아지면서 잠에 드는 데 도움을 줄 수 있습니다.[25-26]

달밤의
피트니스 습관

#다이어트를 위한 늦은 밤 유산소 운동

#수면 루틴으로 고난이도의 요가

#벌크업을 위한 한밤중 근력 운동

#퇴근하고 2~3시간 피트니스 습관

#스트레스 해소를 위해 늦은 밤 조깅

#공연 준비로 인한 밤샘 춤 연습

체온은 빛만큼이나 가장 중요한 '수면 스위치'로 알려져 있습니다.[27] 즉, 체온이 낮아져야 몸이 수면 모드로 돌입하게 되고, 체온이 높게 유지되면 몸은 계속 각성 모드를 유지하게 된다는 것입니다. 체온이 높아지면 체내 신진대사가 빨라지고 내장기관과 조직 내 세포 및 분자들의 활성도가 올라가면서 흥분 상태로 변화되기 때문입니다.

그런데 목욕과 샤워를 통해 수동적으로 체온을 높이는 것보다 운동을 통해 체온을 높이는 것이 심부 온도 변화에 더 직접적인 영향을 주어 각성을 유발하는 효과도 더 클 수 있습니다. 운동을 하면 온몸의 근골격계를 움직이면서 열이 몸속 내부에서부터 발생하기 때문입니다.

숙면과 운동,
건강을 위한 두 마리 토끼 잡기

사실 낮 동안 깨어서 움직이고 밤에는 정적인 모드로 휴식이나 수면에 들어가는 것이 가장 자연스러운 삶의 방식입니다.

그런데 이것을 의도적으로 뒤바꾸거나, 한밤중에도 동적인 모드로 격하게 움직인다면 휴식과 수면에 방해가 될 수밖에 없습니다. 그 이유가 다이어트든, 벌크업이든, 아니면 몸을 건강하게 단련하기 위한 노력이든 말입니다. 수면에 있어서는 정반대되는 활동인 것이죠.

더불어, 한밤중 운동은 체온 상승으로 인한 몸의 각성뿐 아니라, 다양한 움직임을 수행하는 과정에서 뇌의 각성도 또한 높일 수 있습니다. 밤이 되면서 자연스레 체온이 낮아지고 뇌가 잠을 자려고 준비하는 시점에, 억지로 몸을 써서 뇌를 강제로 흔들어 깨우는 것과 같습니다.

과학기술만큼이나 문화 또한 빠르게 발전해오면서 요가, 필라테스, 크로스핏, 번지피지오 등 여러 가지 다양한 종류의 운동이 생겨나게 되었습니다. 그런데 아무래도 일과를 마치고 난 저녁 시간이 되어서야 이러한 운동 취미를 갖게 되는 것이 어쩔 수 없는 현실이기도 합니다.

운동 습관은 삶에 꼭 필요한 것이기 때문에 가급적 취침 시간에서 최대한 멀리 떨어진 이른 시간에 진행할 수 있도록 하며, 밤이 늦어진 경우에는 운동 강도나 시간을 조절하는 노력이 필요합니다.

한밤중 피트니스 습관으로
잠 못 드는 당신을 위한 수면 코칭

취침 전에 격렬한 운동을 하는 습관이 있다면, 다음의 질문을 스스로에게 한번 던져봅니다.

Q. 반드시 한밤중에 운동을 해야만 하는 이유가 있나요?

　→ YES: 만약 실제로 그렇다면, 운동 시간을 줄이거나 운동 강도를 낮추는 것이 가능한가요?

　→ NO: 운동 시간대를 조금이라도 앞당기거나, 하루 틈새 운동으로 방법을 바꿔볼 수 있나요?

먼저 한밤중 운동을 꼭 해야만 하는 이유가 있는지 스스로 점검하는 것이 중요합니다. 어떤 강력한 목표나 동기, 또는 욕구가 자리하고 있는지 살펴보는 것입니다. 가령 대회를 앞두고 연습이 필요한 경우, 결혼식이나 사교 모임 등을 앞두고 살을 빼야 하는 경우, 또는 개인적인 바람으로 다이어트하기로 다짐한 경우 등 말입니다.

그런데 여기서 더 깊이 들어가볼 질문은 정말로 시간이 없어서 꼭 한밤중에 해야만 하는가입니다. 어쩌면 하루 종일 틈새 운동을 해볼 수도 있었거나, 아니면 좀 더 이른 시각에 운동을 할 시간이 있었음에도 불구하고 밤늦은 시각으로 최대한 미루어 운동하게 되는 것은 아닌지 말입니다.

자기 자신과의 약속을 지키는 것은 매우 바람직한 행동이며, 하루에 어떻게든 운동 시간을 마련하려는 노력 또한 매우 훌륭합니다. 하지만 그러한 것들이 정작 수면에 방해를 끼치는 수준으로 행해지고 있다면, 이것은 작은 것을 얻으려다 큰 것을 잃는 것이 될 수도 있습니다. 사실 살을 빼고 근육을 키우는 일조차도 숙면을 취해야만 효율적이고 근본적으로 성취할 수 있는 것들이기 때문입니다.

실제로 숙면하는 동안에는 체내 노폐물 배출이 원활하게 일어나고 또 식욕 조절을 관장하는 뇌 영역의 기능이 정상적으로 작동하게 됩니다. 더불어 잠을 자는 동안 근육이 회복되고 단백질이 합성되는 등 신체 변화에 필요한 대부분의 반응들이 숙면을 취함으로써 일어나게 됩니다.[28]

그렇다면, 수면보다 우선시하여 운동을 하기보다는 하루 일과를 더 쪼개어 운동 시간을 마련해보거나, 수면에 영향을 주지 않을 정도의 저녁 운동 습관을 들이는 것이 필요할 것입니다.

브레이너 게이의 습관 개선 행동 플랜

❶ 늦어도 취침 2시간 전에는 운동 끝내기

숙면과 운동 사이에서 꼭 지켜야 하는 균형점을 찾아보세요. 저녁에 어떤 운동을 얼마나 하든지 간에 관계없이 취침 전 2시간만큼은 꼭 확보하기 바랍니다. 이때 각성된 몸과 마음을 안정시킬 수 있는 편안하고 이완된 활동을 추천합니다. 격렬한 운동을 오래 한 날일수록 이러한 릴렉스 타임을 충분히 오래 가져주는 것이 휴식과 숙면에 도움이 됩니다. 뜨겁게 가열된 엔진을 식혀주는 일종의 '쿨링 타임'이라고 생각하면 될 것입니다. 운동의 효과를 극대화하기 위해서라도 숙면을 취하는 것이 필수적이라는 사실을 떠올리면서 말이죠.

❷ 취침 직전 운동은 15분 이내로 마치기

만약 취침 직전에 꼭 해야 하는 운동이 있다면 15분을 넘기지 않도록 합니다. 중강도의 운동도 15분 이상이 지나가면 심부 온도를 높인다는 연구 결과가 있기 때문입니다.[29-32] 가능하다면, 취침 직전 운동은 이완에 도움을 주거나 몸을 교정하는 운동이면 더 좋습니다. 폼롤러 등을 활용한 다양한 종류의 스트레칭이나, 격렬하지 않은 요가와 필라테스 동작도 포함됩니다. 많은 의도를 갖고 움직여야 하는 복잡한 동작이나 어려운 운동은 짧게 하더라도 뇌를 각성시킬 우려가 있으니, 가급적 단순하고 반복적인 운동을 권장합니다.

늦은 밤 화장실을
꼭 가야 하는 습관

#화장실에 꼭 가야만 잠이 오는 습관

#소변을 봐야 한다는 생각에 잠이 들려다가도 깸

#새벽 중에도 여러 번 깨서 화장실에 가는 증상

#마렵지 않은데도 화장실에서 기다리는 습관

늦은 밤 소변이 자주 마려워서 깨거나 별로 마렵지 않은데도 화장실에 가는 습관이 있다면, 우선 몸에 대한 정확한 진단이 필요할 수 있습니다. 혹시라도 전립선비대증이 있거나 과민성 방광, 빈뇨증, 야뇨증, 요붕증 등 건강상의 이유로 비뇨기 쪽에 문제가 생긴 것은 아닌지 조기에 발견을 하기 위해서죠. 만약 이런 증상들이 의심된다면, 가까운 병원을 방문하여 의학적 진단과 함께 적절한 치료 단계를 밟아 나가는 것이 필요합니다. 하지만 만약 별다른 질환 없이도 이 같은 습관이 있다면, 다음의 세 가지 이유 때문일 수 있습니다.

한밤중 화장실을 자주 찾는 세 가지 이유

첫째, 저녁 식사를 통해서나 무의식적으로 수분을 과량 섭취하는 경우입니다. 수분을 다량 함유한 과일·야채 중심의 음식을 저녁 식사로 먹고 있거나, 짜고 매운 음식을 섭취하여 본인도 모르게 물을 계속 마시게 되는 게 이유일 수 있습니다. 또는 저녁 식사 자체가 너무 늦은 경우, 저녁 시간에 음주나 차를 마시는 습관이 있는 경우, 취침 전에 물을 많이 마시는 경우 등이 모두 포함됩니다. 본인도 모르게 수분을 과량 섭취하고 있는 경우가 있을 수 있으므로 평상시 스스로의 저녁 습관을 관찰해보는 것이 필요합니다.

둘째, 몸이 추위를 느끼고 있는 경우입니다. 주로 겨울철에 발생할 가능성이 높지만 때에 따라서는 사람마다 추위를 느끼는 민감도가 다르기 때문에 본인의 몸 상태에 대한 체크가 필요합니다. 기본적으로 추위를 느끼게 되면 체열 발산을 막기 위해 땀 배출이 급격히 줄어드는데 몸 안에 축적되는 수분량으로 인해 소변이 자주 마려워집니다. 여기에 더해, 추운 기온에 몸이 노출되면 신장 위에 붙어 있는 부신이라는 기관으로부터 노르아드레날린Noradrenaline과 에피네프린Epinephrine 같은 호르몬들의 분비량이 늘게 되고 이들이 방광을 수축시켜 소변을 자주 보게 하거나 마려운 느낌을 만드는 것으로 알려져 있습니다.[33] 환절기나 겨울철, 몸이 추위를 느끼고 있지는 않은지도 한번 체크해볼 필요가 있습니다.

마지막으로 셋째, 단순 습관성이거나 강박이 다소 생긴 경우입니다. 주변을 보면 의외로 많은 사람들이 이 경우에 해당되어, 한밤중 화장실을 찾는다는 사실을 알 수 있습니다. 이는 어린 시절 이부자리에 실수를 하여 부모님 혹은 주변 사람들에게 크게 혼이 났거나 창피함을 경험한 적이 있는 경우, 또는 성장 과정에서 나도 모르게 실수를 했거나 아침에 소변이 너무 마려워 큰 불편함을 느낀 적이 있는 경우로 인해 강력한 습관이 만들어지거나 강박으로 이어졌을 수 있습니다.

늦은 밤 화장실 가는 습관으로
잠 못 드는 당신을 위한 수면 코칭

한밤중 화장실을 자주 가거나 꼭 가야만 잠이 오는 습관이 있다면, 다음의 질문을 스스로에게 한번 던져봅니다.

Q. 혹시 저녁 시간 동안 물을 많이 섭취하고 있진 않나요?

→ YES: 평소 저녁 식사가 늦거나, 저녁에 음주나 차를 마시는 습관이 있나요?

→ NO: 잠자기 전에 화장실을 꼭 가야 한다는 강박이 있나요?

코칭을 하다 보면 본인도 모르게 저녁에 차를 마시는 습관이 있었거나, 생각보다 물을 많이 마시고 있었다는 것을 깨닫게 되는 경우가 있습니다. 늦은 시각의 저녁 식사나 야식이 짜고 맵고 자극적인 음식일 경우 물을 더 많이 찾게 되어 그럴 수도 있고, 음식 자체에서 과일·야채처럼 수분이 다량 함유된 음식을 섭취하는 경우도 그럴 수 있습니다. 차나 커피, 음주 등의 습관도 이뇨작용을 활발하게 할 수 있어 늦은 저녁에는 주의가 필요합니다.

하지만 만약 취침 전 화장실 가는 행동이 오래된 습관이거나 다소 강박적인 인식에서 비롯되는 것이라면, 그러한 강박으로 인해서 생활에 얼마나 불편함을 주고 있는지를 살펴보는 것이 중요합니다. 단순하게 따져보면, 어떠한 습관성 행동이 문제인지 아닌지를 구분하는 기준은 실제 삶에 부정적인 영향을 미치는지 여부로 알 수 있습니다.

매일 잠자기 전 화장실에 가는 습관을 통해서 오히려 소변으로 인한 수면의 방해를 줄이고 실수를 막을 수 있다면 긍정적인 습관이겠죠. 하지만 강박이 심해지면서 마렵지 않아도 화장실에 오래 앉아 있어야 하고, 잠에 막 들었다가도 화장실에 가기 위해 깨는 상황이 된다면 이것은 분명 생활이나 잠에 직접적인 불편감을 만드는 요인이 됩니다.

심리학에서는 모든 강박 증상에 불안이 내재되어 있다고 말합니다.[34-35] 무언가 불안한 마음이 있기 때문에 어떤 행동을 더 지키려고 하고, 더 체크하려고 하는 것이죠. 마치 불이 날까 봐 불안해하며 가스밸브를 수십 번 확인하고 집을 나갔다가도 다시 돌아와서 확인하는 행동과 비슷합니다.

이런 경우라면, 스스로 안심시켜주는 노력이 가장 필요합니다. 실제로 수면 중에는 우리가 너무 의식하거나 불안해하지만 않는다면, 항이뇨 호르몬ADH의 작용 덕분에 자는 동안 소변의 생산이 줄어들어 최소 6~8시간 정도는 화장실에 가지 않고도 숙면을 취할 수 있습니다. 여기에 더해, 충분히 깊고 편안한 숙면을 취하는 중에는 9~10시간까지도 화장실에 가지 않고 참을 수 있다고 알려져 있습니다.[36-38]

따라서 설령 취침 직전에 화장실 가는 것을 깜빡했다 하더라도 '잠을 자는 동안에는 아무 일도 일어나지 않을 거야'라고 스스로에게 안심시켜주면 잠에 드는 데 분명 도움이 될 것입니다. 만약 위 경우들에 모두 해당되지 않는다면, 건강상의 문제가 있지는 않은지 가까운 병원을 방문하여 점검해보기 바랍니다. 특히 생활방식이 크게 달라지지 않았음에도 갑작스레 소변 보는 횟수가 잦아졌거나 배뇨 활동 및 느낌 등에서 변화가 생겼다면 말입니다.

브레이너 게이의 습관 개선 행동 플랜

❶ 취침 전 2시간 안에는 물 한 컵 이내로 마시기

미국 클리브랜드 클리닉의 수면 전문의 제시카 룬도 박사는 취침 전 2시간 동안에는 물 한 컵 이내의 양을 마시도록 추천합니다. 더욱이 취침 직전에는 목과 입을 살짝 축이는 정도로도 충분하다고 말합니다.[39] 갈증 때문에 물을 더 많이 마시고 싶다면, 앞으로 저녁 식사 시간을 앞당겨보거나 음식 종류를

불규칙한 생활습관 때문에 잠 못 드는 밤

덜 자극적인 것으로 바꿔보는 노력도 필요합니다.

❷ 화장실에 가지 않아도 숙면할 수 있다는 믿음 갖기

앞서 이야기한 것처럼 우리의 몸이 잠을 자는 동안에는 소변 생산량을 급격히 줄여서 깊은 잠을 방해하지 않도록 도와준다는 사실을 스스로 상기시켜 주세요. 길게는 9~10시간까지도 소변을 보지 않고 잘 수 있기 때문에 설령 취침 전 화장실 가는 것을 깜빡했다 하더라도 "잠자는 중에 실례를 하거나, 숙면에 문제가 되지는 않을 거야"라고 말입니다. 실제로 세상의 많은 사람들이 잠자기 전 화장실을 꼭 가지 않아도 별 탈 없이 잘 자고 일어나서 생활해 가고 있으니까요!

늦은 오후에 카페인과
술, 담배를 즐기는 습관

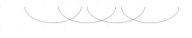

#하루 평균 커피 3잔 이상

#퇴근 후 동료들과 한 잔

#저녁 식후 즐기는 블랙티

#늦은 밤 담배 피우는 습관

#취침 전 가볍게 와인 한 잔

#저녁까지 마시는 에너지드링크

205

늦은 오후 시간대의 카페인, 술, 담배 섭취가 수면에 미치는 영향에 대해서는 그동안 많은 연구가 진행되어 오면서 일반인들 사이에서도 가장 널리 알려진 수면 상식이 되었습니다. 이들은 인체 기능에 꼭 필수적인 영양소를 담고 있는 것이 아니기 때문에 모두 '기호식품'으로 분류됩니다. 그렇기 때문에 적절하게 잘 섭취해야만 건강에 해가 되지 않으면서도 개인적인 즐거움을 충족하며 생활할 수 있습니다.

우리에겐 기호식품, 잠에겐 불호식품

사실 기호식품은 자연에서 비롯된 물질이 대부분이지만, 우리 몸 안에 생물학적 기능에 인위적인 작용을 만들어내기 때문에 역설적으로 더 많은 인기를 얻어 왔습니다. 예를 들어, 깨어 있는 동안 축적되는 체내 피로물질인 아데노신Adenosine이 뇌 속에 있는 수용체에 결합할 때 우리는 '피로감'을 느끼게 되는데, 이 과정을 방해하는 물질이 바로 커피에 함유된 카페인입니다. 카페인이 아데노신을 대신하여 수용체에 결합되기 때문에 피로 신호가 전달되지 않아 뇌에서도 피로를 느끼지 못하게 되는 것이죠.[40] 이러한 이유로, 전날 밤 잠이 부족했거나 수면의 질이 낮아서 피로감이 심한 날에는 커피나 카페인 음료를 섭취하여 피로를 잊고자 하는 겁니다.

사실 엄밀히 말하면, 피로를 잊는다기보다는 잠시 몇 시간 동안 '지연'시키는 행위입니다. 시간이 지나 카페인 화학물질이 체내에서 분해되거나 소변으로 배출되는 과정에서 축적되어 있던 피로물질들은 급격하게 뇌 수용체에 결합될 것이기 때문입니다. 이러한 이유로 많은 양의 카페인을 섭취한 이후에 찾아오는 극심한 피로감, 불안감, 짜증 등의 증상인 '카페인 크래시Caffeine crash'를 경험하게 됩니다.[41-42] 미국의 수면 코치들이 카페인과 관련하여 간혹 재치 있는 표현을 쓰는데, "Your caffeine rush ends in a caffeine crash(당신이 많은 카페인을 마시고 질주하다 보면 결국엔 충돌하게 될 거예요)"라고 말입니다. 임시방편으로의 피로 지연보다도 수면의 양과 질을 높이는 데 집중함으로써 근본적인 피로를 해소할 수 있다면 훨씬 더 현명한 해결책이 될 것입니다.

카페인과 비슷하게, 담배 속에 든 니코틴 또한 대표적인 중추신경 흥분 물질로서 뇌를 비롯한 신경계의 각성을 유발하는 작용을 합니다. 특히 몸속에 코르티솔Cortisol과 에피네프린 같은 각성 호르몬들의 분비를 유도하기 때문에 순간적으로 심장

박동이 빨라지고 정신이 깨어나는 듯한 기분을 경험할 수 있습니다. 집중력과 인지력이 좋아지는 것 같은 느낌도 이러한 작용 때문입니다. 하지만 이러한 각성도의 증가는 일시적으로 20~60분 안에 사라지는 것들이며,[43-44] 점점 지속시간이 짧아지면서 의존도가 높아지게 되어 중독으로 이어지는 계기가 되기도 합니다.

담배가 수면에 미치는 영향에 대해서는, 최근 연구들에서 흡연자가 비흡연자보다 약 5~25분가량 더 늦게 잠에 드는 경향이 있고, 약 80퍼센트의 흡연자가 수면 문제를 경험하며 총 수면시간도 짧아진다는 결과가 확인됐습니다. 게다가 수면 중 깸을 유발하여 수면의 질을 떨어트리고 코골이 및 수면 무호흡증을 악화시키는 부작용도 있다고 합니다.[45-46]

마지막으로, 알코올은 카페인 및 니코틴과는 반대로 중추신경을 억제하는 물질이기 때문에 감각을 둔하게 만들고 인지기능을 감소시키는 작용을 할 수 있습니다. 이런 이유로 사람들은 힘든 일이 있고 걱정거리가 많을 때, 술을 마시면 왠지 고통을 잊은 듯이 이완되고 편안한 느낌을 받는다고 말합니다. 더불어, 불면증이 있는 사람들의 경우에도 술을 마시면 잠이 쏟아지는 경험을 하기 때문에 술을 더 찾게 된다고 합니다. 하지만 많은 수면 전문가들은 알코올의 수면 유도효과는 단지 뇌기능을 억제함으로써 나타나는 '진정효과Sedative effect'일 뿐이라

고 강조합니다.[47-49]

이는 엄밀한 의미에서 실제 잠에 드는 상태와는 다른 것이며, 설령 잠에 빨리 들었다 할지라도 수면 중에 더 잦은 깸(수면 분절)을 유발할 수 있고 렘수면을 억제하며 최대 40퍼센트가량 수면의 질을 떨어트린다는 연구들이 보고되어 왔습니다. 또한 니코틴과 마찬가지로 코골이와 수면 무호흡증을 약 25퍼센트가량 증가시킨다는 결과도 확인되었습니다.[50-53]

이는 알코올이 분해되는 과정에서 아세트알데하이드Acetaldehyde라는 화학물질이 만들어지기 때문인데 이 물질은 독성을 지닌 산화물질로서 뇌 신경계를 흥분시키고 몸속 세포를 직접 파괴하거나 DNA를 파손시키는 등의 문제를 만드는 것으로 알려져 있습니다.[54-57] 따라서 겉보기엔 의식 없이 잠을 자는 것 같지만, 실상은 휴식하는 깊은 잠이 아닌 지속적으로 방해받는 얕은 잠을 자게 된다는 것입니다.

카페인과 담배, 술은 어디까지나 우리의 삶 속에 일시적으로 불편함을 잊게 하거나 쾌락을 느끼게 하는 기호식품일 뿐, 근본적으로 문제를 없애주거나 도움을 주는 물질은 아니라는 사실을 이해할 필요가 있습니다. 오히려 문제를 해소하지 못한 상태로 방치함으로써 만성화되거나 악화시키는 계기를 만들 수도 있습니다.[58]

내가 통제할 수 있는 수준에서 기호식품을 섭취하고 있는지, 아니면 의존도가 높아진 채로 수면과 정신 건강에 영향을 받으면서까지 물질들에 의해 통제당하고 있는 건 아닌지 꼭 한 번 점검해보기 바랍니다.

늦은 오후에 기호식품 섭취로
잠 못 드는 당신을 위한 수면 코칭

하루 중 술이나 담배, 카페인 음료를 섭취하는 습관이 있다면, 다음의 질문을 스스로에게 한번 던져봅니다.

Q. 혹시 일상 속 불편함을 해결하기 위한 수단으로 술, 담배, 카페인 음료를 섭취하고 있나요?

→ YES: 술, 담배, 또는 카페인 음료 없이는 하루를 정상적으로 생활할 수 없다고 믿고 있나요?

→ NO: 술, 담배, 또는 카페인 음료에 대한 섭취량과 섭취 시간대를 조정해볼 수 있나요?

어떠한 경우라도, 만약 일상 속 불편함을 해소하기 위한 목적으로 기호식품을 찾고 있다면 의존도에 대해 스스로 점검해볼 필요가 있습니다. 여기서 말하는 일상 속 불편함이란 밤에 잠이 오지 않는 불면 증상이나, 낮 동안 깨어서 생활하는 데 불편을 주는 피로감, 또 심리적 긴장감이나 스트레스가 포함됩니다.

의존도에 대한 가장 쉬운 자가 진단은 해당 물질이 없을 때 본인의 삶이 어떻게 될 것이라 믿는지 스스로 물어보는 것입니다. 예를 들어, 술 없이는 잠에 들지 못한다고 믿고 있거나, 커피 없이는 낮 동안 업무 혹은 공부에 집중할 수 없다는 믿음 등이 있는지 말입니다.

이 같은 의존도가 심해지면, 소위 '중독'이라고도 알려진 물질 사용 장애Substance use disorder로 이어질 가능성이 있습니다. 이는 특정 행동이 좋지 않다는 걸 알면서도 멈추지 못하거나, 자기 합리화를 통해 본인의 통제력을 잃어버리는 경우를 말합니다.[59-61] 기호식품을 섭취함에 있어서 평상시 나의 의존도가 어느 정도 되는지, 또 단지 '기호(또는 즐거움)'를 위해 섭취하는 것인지, 특정 '목적'을 위해 섭취하는 것인지도 구분하여 점검해보기 바랍니다.

만약 늦은 오후에 술, 담배, 카페인 음료 등을 섭취하는 행동이 특정 목적보다도 단순 습관성이거나 즐거움을 추구하기 위한 행동이라면, 이러한 행동이 수면의 질에까지 영향을 미치지 않도록 조절하는 것이 중요합니다. 바쁜 하루를 살아가다 보면 우리는 많은 일 중에서도 어떤 일이 더 우선순위인지, 특정 행동이 어떠한 결과로 이어질 수 있는지 같은 일들 사이의 관계성에 대해 잘 생각하지 못하게 되는 경우가 있습니다. 수

불규칙한 생활습관 때문에 잠 못 드는 밤

면에 영향을 미치는 수준으로 늦은 오후에 술, 담배, 카페인 음료를 섭취하게 되면 다음 날 일상과 삶의 질까지 영향이 이어질 수 있다는 사실을 깊이 이해할 필요가 있습니다.

그리고 이러한 이해를 바탕으로, 삶 속에서 무엇이 더 중요한 우선순위인지를 두고 최소한의 규칙을 만들어보는 것이 자기 관리에 매우 도움이 됩니다. 가령, 술은 금요일과 토요일 저녁에만 마신다거나, 커피는 하루 2잔까지만 허용하는 등의 자기 기준을 세움으로써 말이죠. 나아가 기호식품에 대한 의존도가 형성되지 않도록, 만약 피곤해서 카페인을 계속 찾게 된다면 피로를 줄이기 위한 일상적 노력에 더 집중하는 것이 근본적인 해결책이 될 것입니다. 짧은 낮잠도 될 수 있고 명상 습관이나 의무적인 휴식도 도움이 될 수 있습니다.

물론 가장 바람직한 것은 매일 규칙적인 수면 패턴을 유지하는 것입니다. 또 밤마다 입면이 힘들어 술을 마시게 된다면, 저녁 시간에 업무나 스트레스 상황을 줄이고 충분한 이완 타임을 갖는 것이 필요합니다. 스트레스 해소에 도움이 되는 운동이나 사교활동, 취미활동 등을 규칙적으로 갖는 것 또한 매우 좋겠죠.

#브레이너 제이의 습관 개선 행동 플랜

* 기호식품 섭취와 관련한 4-4-4 RULE을 기억하세요!

❶ 담배: 취침 전 4시간 동안 금지

중추신경을 직접 흥분시키는 물질인 만큼, 잠자리에 들기 4시간 전부터는 담배 섭취를 최대한으로 자제해야 합니다.[62] 만약 바로 실천하기 어려운 룰 이라면, 아무리 못해도 취침 전 2시간 동안만큼은 꼭 '금연시간대Smoking-free time zone'를 만들 수 있도록 해보세요.

❷ 술(알코올): 취침 전 4시간 동안 금지

술이 분해되고 몸에 영향을 미치는 시간을 고려해보면, 마찬가지로 잠자리에 들기 4시간 전부터는 금주하는 습관을 갖도록 해봅니다.[62] 만약 바로 실천이 어렵다면, 적어도 취침 전 2시간 동안만큼이라도 알코올 섭취를 완전히 멈춰보세요. 더불어, 영국 국가보건서비스에 따르면, 일주일에 최소 3일 이상은 '술 없는 날Drink-free days'을 가질 것으로 권장합니다.[63]

❸ 커피 및 카페인 음료: 오후 4시 이후 금지

카페인은 체내 반감기(섭취량의 50퍼센트가 분해되는 데 걸리는 시간)가 평균 5~6시간이므로, 완전히 다 분해되는 데 최소 10~12시간은 걸리는 것으로 알려져 있습니다. 하지만 개인에 따라서 반감기가 최대 9시간까지 가는 사람도 있기 때문에,[64-65] 남들보다 카페인 민감도가 높고 카페인 대사율이 상대적으로 낮다면 (오후 일찍 커피를 마셔도 밤에 졸리지 않는 경우) 모닝커피 한 잔 정도로도 충분할 수 있습니다. 만약 하루에 커피를 여러 잔 마시고, 오후 4시 전이라도 3샷 이상의 카페인을 섭취하고 있다면 섭취량을 줄여보거나 시간대를 더 앞당기는 노력도 필요합니다. 본인의 취침 시간을 기준으로 최소 10시간 전이 하루의 마지막 커피를 마시는 시간이 되도록 설정해보세요(예: 밤 11시에 잠자리에 든다면, 오후 1시가 마지막 커피 타임).

불규칙한 생활습관 때문에 잠 못 드는 밤

영양 불균형과
불규칙한 식습관

#주식이 된 맵고 자극적인 음식

#수시로 찾는 달달한 음료

#늦은 밤 허기를 채우는 야식

#다이어트로 급격히 줄인 식사량

#불규칙한 식사로 인한 과식 습관

#바쁜 일과로 끼니 거르는 습관

식습관이 중요하다는 말은 익히 많이 들어봤을 것입니다. 꼭 수면을 위한 것이 아니더라도, 기본적으로 우리의 몸이 정상적으로 기능하고 작동하기 위해서 꼭 필요한 것이 '영양소'이기 때문이죠. 일반적으로 식습관에 대해 말할 때, 균형 잡힌 식단(영양)을 하고 있는지와 끼니에 맞춰서 규칙적인 식사를 하고 있는지를 말합니다.

건강한 생체리듬과 숙면을 위한 필수 재료

　놀랍게도 식습관은 영양적인 측면을 떠나서라도 우리 몸의 안정적인 생체리듬을 형성하는 데에도 매우 중요한 역할을 합니다.[66] 이를테면, 아침 몇 시에 첫 음식이 몸 안으로 들어오는지에 따라 뇌 속 각성센터의 활동 시작과 생체리듬의 시작점도 달라질 수 있습니다.[67]

　이는 사람의 '수면Sleep-각성 주기Wake Cycle' 중에서도 각성 모드를 강력하게 유도하기 때문인데, 기본적으로 식사 과정에는 저작 활동(음식을 입안에서 씹는 활동)과 섭식 활동(음식을 먹고

삼키는 활동), 소화 활동, 배변 활동 등이 모두 포함되고 이들 모두는 각성을 유발하는 활동들입니다. 또한 영양소가 몸속에 들어와 세포들에게 전달되면 그것을 토대로 에너지를 생산하고 사용하는 반응들도 이어집니다. 체열이 오르고, 근육에 힘도 붙습니다.

이렇듯 식사 활동이 수면과 반대되는 대표적인 각성 유발 요인이기 때문에 만약 규칙적이지 않다면 수면 건강에도 그만큼 영향을 미칠 수밖에 없는 것이죠. 운전 중에나 근무 중, 졸음이 몰려오는 것을 막기 위해 껌을 씹거나 간식을 먹어본 경험이 있다면 이미 본능적으로 이 사실을 이해하고 있다는 겁니다.

만약 밤늦게 야식을 자주 먹는다면, 수면을 준비하는 몸에게 강제로 기름을 부어 작동하도록 신호하는 것과 같습니다. 기본적으로 음식이 소화되는 데 걸리는 시간만큼 잠에 들기 어렵거나 잠에 들더라도 깊은 잠으로 이어지기 어렵겠죠.

더불어 규칙적인 식습관만큼 몸속 영양 상태도 수면의 질에 중요합니다. 우리의 몸은 마치 오케스트라 협연처럼 수많은 생체분자들의 협동 속에서 건강한 상태를 만들어냅니다. 잠에 드는 과정 또한 관련된 수많은 분자들이 원활하게 움직여주어야 정상적인 수면 모드로 들어가고 안정적으로 유지될 수 있죠.

예를 들면, 수면 유도 호르몬으로 알려진 멜라토닌은 낮 동안의 세로토닌Serotonin으로부터 만들어지는데, 이 세로토닌은 트립토판Tryptophan이라는 필수 아미노산을 통해 합성됩니다.[68] 트립토판은 인체에서 자체적으로 만들어지지 않기 때문에 반드시 음식을 통해 섭취해야 하는 영양소죠. 흔히 잠과 관련하여 바나나와 우유 섭취를 권하기도 하는데, 모두 이 트립토판 영양소가 풍부하다는 것이 공통점입니다.

또한 멜라토닌 이외에도, 수면을 돕는 뇌 속 수많은 효소와 호르몬들은 비타민과 무기질들의 도움을 받도록 설계되어 있습니다. 대표적으로, 비타민B 복합체와 칼슘, 마그네슘, 철분과 같은 이온들입니다.[69]

사실 오늘날 현대인들은 영양 부족 문제를 많이 겪지 않지만, 편식 등의 이유로 특정 영양소의 결핍이나 과다로 인한 문제가 발생할 수 있습니다. 다소 이상적으로 들릴지 모르겠지만, 결국 골고루 영양소들을 섭취하며 균형 잡힌 식단을 갖는 것이 가장 자연스럽고 건강한 생활 방식이라는 사실은 아무리 강조해도 지나침이 없겠습니다.

불규칙한 식습관과 영양 문제로 잠 못 드는 당신을 위한 수면 코칭

하루 동안의 식습관이 불규칙하고 불균형한 영양 문제를 갖고 있다면, 다음의 질문을 스스로에게 한번 던져봅니다.

217

Q. 평소 당신의 식습관과 영양 관리에 별로 신경을 쓰지 않고 있나요?

→ **YES**: 혹시 일과가 너무 바쁘고 불규칙한 생활습관 때문인가요?

→ **NO**: 일과 중의 심리적인 스트레스를 음식으로 해소하나요?

일과가 많이 바쁘고 생활 자체가 불규칙하다면, 규칙적인 식습관을 갖는 것이 어려울 수밖에 없습니다. 언제 무슨 일이 생길지 모르고, 시시각각 변화되는 불안정한 환경에 있다면 말이죠. 하지만 설령 그렇다 해도 삶의 우선순위를 설정하는 방법으로 문제를 해결해볼 수 있습니다.

사회적으로 성공한 사람들 중에는 끼니를 걸러 가며 자기 관리를 소홀히 한 사람들보다 오히려 자기 관리에 더 철저했던 사람들이 많습니다. 식습관은 사실 타협할 수 없는 가장 중요한 1순위 자기 관리 요소입니다. 앞서 설명했듯, 뇌와 신체 근육 등 몸이 정상적으로 기능하고 작동하려면 적절한 영양소가 반드시 섭취되어야 좋은 컨디션으로 최상의 결과물을 만들어 낼 수 있기 때문입니다.

어쩌다 한 번 부득이 끼니를 놓치는 경우가 아니라, 매 끼니를 거르고 식습관이 왔다 갔다 하는 생활을 하고 있다면 장기적으로 건강과 성공을 모두 놓치는 지름길입니다. 건강한 식습관을 생활의 우선순위 최상단에 올려놓고, 짧고 적게 먹더라도 건강한 영양소를 규칙적인 타이밍으로 섭취하는 노력이 절실합니다.

하지만 만약 식습관과 영양에 대한 신경을 나름대로 쓰고 있음에도 계속 불규칙한 방식으로 생활하고 있다면, 이는 스트레스 반응 때문일 수 있습니다. 배고프지 않아도 식욕이 커 밥을 계속 찾거나, 배가 고파도 소화가 안 되어 밥을 거르게 되는 경우, 또는 자꾸만 입이 심심하고 간식과 달달한 음료가 당기는 경우가 모두 여기에 해당됩니다.

더욱이 일과를 마친 저녁 시간과 한밤중에도 이 같은 행동이 이어지고 있다면, 본인의 마음 건강과 스트레스 상태에 대해 꼭 먼저 살펴볼 필요가 있습니다. 이 같은 상태가 수면의 질에 영향을 주고 다음 날 삶의 질에도 영향을 주게 되면, 더욱더 스트레스에 민감해져서 악순환의 굴레로 빠질 수 있다는 점을 분명히 인지해야 합니다. 특히 스트레스 상태로 음식을 섭취하는 행위는 오히려 몸에 독이 될 수도 있기 때문이죠.

따라서 이 경우에는 음식에 대한 인위적인 조절을 계획하는 것보다 평상시 스트레스를 받는 이유가 무엇이고, 어떻게 하면 덜 받을 수 있으며, 음식이 아닌 다른 방식으로 해소할 수 있는지에 집중하는 것이 가장 근본적인 해결책이 될 수 있습니다.

불규칙한 생활습관 때문에 잠 못 드는 밤

#브레이너 제이의 습관 개선 행동 플랜

❶ 첫 식사와 취침 전 금식 시간 정하기

규칙적인 식습관이란 본래 하루 세 끼의 식사를 5~6시간 간격으로 먹는 것을 말합니다. 하지만 현실적으로 이를 지키는 것이 매우 어렵기 때문에 적어도 아침에 첫 식사를 몇 시에 할지를 정하는 것이 가장 중요합니다. 이것이 생체리듬의 동기화에 매우 도움이 됩니다. 더불어, 취침 전 최소 3~4시간 동안은 금식하는 시간을 갖도록 설정합니다. 첫 끼니와 마지막 끼니가 수면에 가장 중요한 영향을 미치는 만큼 시작과 끝을 설정하는 것입니다. 만약 소화 기능이 약한 편이라면, 취침 전 6시간 정도는 금식하는 것을 추천합니다.

❷ 적어도 하루 1끼는 균형 잡힌 식단 먹기

이상적으로는 삼시세끼를 모두 균형 잡힌 식단으로 먹는 것일 겁니다. 하지만 바쁜 현대인들을 위한 보다 현실적인 가이드를 제안한다면, 적어도 아침이나 점심식사만큼은 균형 잡힌 식단으로 섭취하기를 추천합니다. 우리 몸의 신진대사가 가장 활발하여 정점에 이르는 시기가 정오 무렵(낮 12시 전후)이며, 이때 음식에 대한 소화력과 영양소 흡수율도 가장 높아지기 때문입니다. 탄수화물, 단백질, 지방뿐아니라 비타민과 무기질까지 골고루 섭취할 수 있는 밥과 고기, 야채 등의 식단으로 구성해보기 바랍니다. 어쩌면 하루 중 '나'를 위한 가장 따뜻한 선물이 될 수도 있을 거예요.

낮 동안 실내에만 있거나
자주 눕는 습관

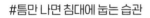

#틈만 나면 침대에 눕는 습관

#휴일에 계속 누워 지내는 습관

#일과 생활의 경계가 없는 재택근무

#하루 대부분을 작업실에서 보내는 일과

#운동량이 거의 없는 좌식 생활

#야외활동이 귀찮아서 방콕 생활

불규칙한 생활습관 때문에 잠 못 드는 밤

수면의학에서 건강한 수면을 정의하는 기준 중에 '수면효율Sleep efficiency'이라는 것이 있습니다. 침대에 총 누워 있는 시간 대비 실제 잠을 잔 시간을 말합니다.

$$\text{수면효율(\%)} = \frac{\text{실제 잠을 잔 시간}}{\text{침대에 누워 깨어 있는 시간 + 실제 잠을 잔 시간}} \times 100$$

그리고 이러한 수면효율이 하루 중 약 85퍼센트 이상인 경우를 건강한 수면으로 분류합니다.[70] 예를 들어, 밤 11시에 취침하여 오전 7시에 완전히 기상하기까지 총 8시간을 침대에 누워 있었는데 그중 30분 정도 잠드는 데 시간이 걸렸고 아침에 일찍 눈을 떠 30분 정도 침대에 누워 뒤척였다면, 1시간 정도 침대에 누워 깨어 있었기 때문에 약 87.5퍼센트 정도의 수면효율이 나오게 됩니다. 일반적으로 건강한 성인들의 경우 90~95퍼센트까지도 나올 수 있지만, 전문가들은 95퍼센트 이상의 너무 높은 수면효율은 오히려 만성적인 수면 부족(결핍)을 갖고 있을 수 있다고 말합니다.[71]

몸은 편안하지만 자연스러움에선 멀어지는 결과

그런데 하루 종일 침대 위에 누워 있는 시간이 길어진다면 꼭 잠을 자기 위해 누운 것이 아니라 할지라도 수면효율의 관점에서 퍼센티지가 매우 낮아진다는 것을 알 수 있습니다. 그리고 이는 실제로 수면 건강에 안 좋은 영향을 줄 수 있습니다.

미국 사우스캐롤라이나대학 연구팀은 침대에 오래 누워 있는 사람들에게서 그렇지 않은 사람들보다 수면의 질이 더 낮고 주간 피로도가 올라가며, 심지어는 정서 문제와 염증 수치까지 증가된다는 사실을 발견했습니다.[72]

또한 불면증을 위한 인지행동 치료에서 가장 중요하게 다루는 행동 요법 중 하나가 '수면제한요법Sleep restriction therapy'이라는 것인데, 잠자리에 누워 깨어 있는 시간을 줄임으로써 수면의 질을 높이기 위한 방법입니다.[73]

실제로 많은 연구들에서 수면제한요법의 효과가 입증되어 왔는데,[74] 이는 잠자리에 누운 채 많은 생각을 하며 깨어 있거나 또는 스마트폰을 하는 등 활동을 하고 있다면, 우리의 뇌가 잠자리를 더 이상 '잠자는 공간'이라고 인식하지 못할 수 있기 때문입니다.

이것은 우리의 의도와는 크게 상관없이, 뇌가 지니고 있는 연합학습Associative learning과 조건화Conditioning 능력에서 기인합니다.

서로 다른 두 가지 상황 혹은 대상을 반복적으로 접하게 되면 그 두 가지를 연결 지어 학습하는 능력인 것이죠.[75] 이러한 이유로 침실은 오로지 부부관계나 잠을 위한 공간으로만 사용하도록 강조되고 있습니다. 물론 휴식을 취하는 목적으로 낮이나 저녁에 침대에 잠깐 누울 수는 있겠지만, 얼마나 오래 누워 있는지와 깨어 있는 채로 침대 위에서 무엇을 하는지가 중요한 요인일 것입니다.

낮 동안 실내에만 있거나 자주 눕는 습관이 수면에 안 좋은 영향을 줄 수 있는 또 다른 이유는 우리의 건강한 생체리듬에 위배되는 행동일 수 있기 때문입니다. 사실 낮 동안 깨어 있을 때 열심히 움직이고 활동하며, 밤이 되면 편안한 휴식과 이완의 모드로 잠을 준비하는 것은 그리 특별하고 대단한 논리가 아닙니다. 지극히 자연스럽고 당연한 이야기이죠.

그럼에도 불구하고, 많은 현대인들은 하루 종일 주로 좌식생활을 하거나 실내에서 편안하게 할 수 있는 것들이 너무 많기 때문에 야외활동 자체도 줄게 되는 것입니다. 요즘엔 침대에 TV 스크린과 스피커까지 장착된 상태로 스마트 베드라고 출시되는 것들도 있습니다. 마치 잠자리에서 모든 걸 해결하는 것이 편안하고 안락한 삶인 것처럼 생각하는 엔지니어들의 무지인 셈이죠.

수면과학적으로, 수면과 각성은 하루 24시간의 커다란 파형 곡선을 만드는데, 이 파형에서 마루는 각성의 정점을 의미하며 골은 수면의 정점을 의미합니다. 쉽게 말해, 한밤중 가장 깊은 수면을 가지려면 한낮 중 가장 깊은 각성(활발한 활동)을 가져야 한다는 것을 의미합니다. 만약 각성의 깊이가 낮다면 수면의 깊이도 매우 낮을 수밖에 없는 것이죠.

실제로 사람들의 수면 뇌파를 검사해보면, 활발하게 몸을 많이 움직이고 활동한 날에 숙면(깊은 수면)의 비율이 그렇지 않은 날보다 더 증가하는 것을 볼 수 있습니다.[76] 따라서 낮 동안 실내에서 운동량이 적거나 누워 생활하는 시간이 많다면 이러한 충분한 각성도와 활력을 만들어내지 못하여 수면의 질에도 영향을 줄 수 있다는 뜻입니다. 여기에 더해, 우리 뇌 속 생체시계는 햇빛에 의해 동기화됩니다.[77] 만약 실내에서만 생활하면 햇빛에 대한 노출이 매우 적기 때문에 생체리듬에 다소 교란이 올 수 있고 낮 동안 세로토닌 등의 호르몬 합성도 낮아져 한밤중 멜라토닌의 분비에도 영향을 줄 수 있습니다.

간혹 사람들은 실내 밝은 형광등 불빛과 조명 빛이 햇빛을 대신할 수 있을 것이라 기대하지만, 실제로는 전혀 그렇지 않습니다. 인류 역사상 수많은 기술과 물질문명의 발전으로 온갖 편리함과 안전함이 가득한 생활을 얻었지만, 아이러니한 것은 가장 자연스러운 생명의 관점에서 오히려 반대되거나 문제화되는 것들도 더욱 많아졌다는 사실입니다.

225

계속 실내에만 있고 자주 눕는 습관으로
잠 못 드는 당신을 위한 수면 코칭

하루 동안 실내에서 주로 생활하고 있거나 자주 눕는 습관이 있다면, 다음의 질문들을 스스로에게 한번 던져봅니다.

Q. 바쁜 업무와 일과 때문에 주로 실내 생활을 하고 있나요?

→ **YES**: 당신의 삶에 가장 중요한 우선순위는 무엇인가요?

→ **NO**: 평소 기분이 울적하거나 감정적인 업다운이 자주 있나요?

Q. 평소 자주 눕는 습관이 있다면, 한 달 이상 오래 유지되고 있나요?

→ **YES**: 생각만 해도 가슴이 뛰고 설레는 삶의 목표가 있나요?

→ **NO**: 지금 당신에게 휴식이 필요한가요?

만약 누군가 건강과 일 중에 무엇이 우선순위인지 묻는다면, 모두가 한 치의 망설임 없이 '건강이 제일이죠!'라고 말할 것입니다. 하지만 알고 있는 것은 실제로 행동하는 것과는 전혀 별개입니다. 혹시 바쁜 업무나 학업, 가사 등의 이유로 실내 생활(사무실, 독서실, 집 등)을 주로 하고 있다면 당신의 건강과 실질적인 생산성을 위해서라도 하루 정해진 시간만큼의 '움직임'을 꼭 선택해보기 바랍니다. 실내 운동보다 실외로 나가 햇볕을 쬐며 할 수 있는 운동이라면 더욱 좋습니다.

낮 동안의 활동 정도가 한밤중의 숙면에 영향을 주고, 그 숙면이 다음 날의 각성 정도를 결정지으며 당신의 업무나 학업 효율에 영향을 미친다는 사실을 기억해주세요. 지금 바로 몸을 움직이는 것이 앞으로 이어질 수면-각성 주기를 정상화하는 데 가장 빠르고 효과적인 방법이라는 것을 말이죠.

하지만 만약 바쁜 일과나 별다른 이유 없이도 실내 생활이 자주 반복되고 있다면, 이는 당신의 기분 상태나 정서 건강을 살펴볼 좋은 기회입니다. 일반적으로 기분이 가라앉고 정서가 불안정해지면, 바깥으로 나가 모험을 하거나 활동하기보다는 자신이 생각하는 안전 영역에서 안주하기를 선택할 수 있습니다.[78] 마음에 상처를 입거나 우울한 기분을 겪는 사람들이 방 안에 틀어박혀 좀처럼 나오질 않는 것처럼 말입니다.

이 과정은 꼭 필요한 감정 정화와 자기 집중의 시간이지만, 만약 기간이 너무 오래 길어질 경우 세상과 스스로를 더욱 단절하게 되며 내면의 의식에 갇힌 채 고립되는 상태로 들어갈 수도 있습니다. 따라서 정서적인 문제로 인해 오랫동안 실내 생활이 이어지고 있는 것은 아닌지 스스로 돌아볼 필요가 있으며, 결국 그러한 자신의 상태로부터 구원해줄 수 있는 유일한

불규칙한 생활습관 때문에 잠 못 드는 밤

사람은 자기 자신뿐이란 사실을 잊지 않기 바랍니다.

한편, 하루 중 틈만 나면 자꾸 눕고 싶은 마음이 한 달 이상 이어지고 있다면 현재 당신의 삶에 어떠한 비전이나 목표가 있는지를 점검해보는 것이 필요합니다. 실제로 어떠한 목적의식이 우리 뇌의 각성도를 높이고 움직여야 할 이유를 부여하기 때문입니다.[79] 막상 움직이기 귀찮고 계속 누워만 있고 싶다면, 원치 않는 실패를 경험했거나 가까운 미래의 계획과 목표를 잃어버린 경우가 이에 해당될 수 있습니다. 아주 거창한 꿈이 아니더라도, 생각만으로도 잔잔한 미소가 지어지거나 가슴이 설레는 듯한 삶의 목표를 새롭게 찾아보기 바랍니다. 그 목표는 구체적이고 뚜렷할수록 더욱 커다란 동기 부여를 줄 수 있을 겁니다.

하지만 만약 삶의 비전이나 목표와는 무관하게, 자주 눕는 습관이 그리 오래되지 않았다면 과로나 번아웃 등으로 인해 삶에 휴식이 필요한 상태일 수도 있습니다. 이런 경우엔 충분한 휴식을 통해 체력과 정신적 에너지를 보충해주는 시간을 가져보기 바랍니다. 쉼이 필요한 상태인 만큼 어떠한 죄책감도 없이 휴식하는 데에만 온전히 집중하다 보면, 어느새 또다시 목표를 향해 앞으로 걸어 나아가고 있는 당신 자신을 보게 될 겁니다. 스스로에게 잘하고 있다고 무조건 격려해주세요!

#브레이너 제이의 습관 개선 행동 플랜

❶ 하루 15~30분 햇빛 만남 갖기

아침이나 점심식사 직후에 최소 15분 이상은 야외에 나가 움직이는 시간을 가져보세요. 걷든, 뛰든, 가만히 서서 스트레칭이나 체조를 하든 무엇이든 괜찮습니다. 식후라면 소화도 시킬 겸 걷는 것도 좋겠네요. 뇌 속 생체시계가 빛에 의해 동기화될 뿐 아니라, 신선한 공기와 따스한 햇살 속에 몸을 움직임으로써 체내 활력을 끌어올리고 각성도를 높이는 데 아주 좋은 시간이 될 겁니다. 나아가, 한밤중 숙면을 돕고 다음 날 나의 컨디션에까지 더욱 긍정적인 나비효과로 이어지게 됩니다.

❷ 가슴 뛰는 삶의 목표 찾기

기분과 활력, 심신의 각성도를 모두 극대화하는 데 필요한 원동력은 바로 '목표(비전)'입니다. 이것은 거창하고 화려할 필요가 전혀 없습니다. 아주 소소하고 작은 것도 좋아요. 그것이 구체적이고 분명하기만 하다면 말입니다. 내가 행복하고 즐거울 수 있는 취미나 여가활동도 당장의 목표가 될 수 있습니다. 애인과의 데이트, 친구와의 여행도 좋습니다. 기본적으로 뇌를 지닌 모든 동물은 크든 작든 어떠한 목표가 있어야 움직이고, 그렇게 움직이는 과정에서 또 다른 목표와 동기가 만들어지는 긍정적인 선순환을 경험하게 됩니다. 지금도 늦지 않았어요. 지금 이 순간, 나의 가슴을 뛰게 하고 설레게 만드는 꿈이나 목표는 무엇인가요?

취침과 기상 시간이
매일 다른 수면 습관

#매일 조금씩 늦어지는 취침 시간

#주말과 휴일에 몰아서 자는 습관

#졸릴 때마다 하루에 여러 번 자는 낮잠

#여행 중 시차 문제로 뒤바뀐 낮과 밤

#업무 스케줄에 맞춰진 불규칙한 수면 습관

#육아로 인해 망가져버린 수면 패턴

수면의학에서는 '수면 위생Sleep Hygiene'[80]이란 용어를 자주 사용합니다. 위생의 사전적 정의가 '건강에 유익한 조건을 갖추거나 대책을 세우는 일'이듯, 수면 위생은 '수면 건강을 위한 유익한 조건과 대책' 정도로 이해할 수 있습니다. 여기엔 가장 대표적으로 침실 환경을 수면에 친화적으로 가꾸는 일과 하루 동안 수면에 도움되는 행동 규칙들을 포함합니다. 그리고 수면 위생 규칙 중에서도 가장 우선적으로 강조되는 것이 바로 '취침과 기상 시간을 매일 일관되게 관리하라'입니다. 이는 수면-각성의 사이클을 규칙적으로 만듦으로써 생체리듬이 안정적으로 자리 잡도록 도와주기 때문입니다.

수면 위생의 1순위, 생체리듬 안정화

아침에 일어나서 첫 햇빛이 우리의 망막을 지나 뇌 속 생체시계(엄밀히 시교차상핵이라 불리는 시상하부의 영역)에 입력되면 우리의 몸과 마음은 각성 모드로 동기화가 되고, 그 후로 약 14~16시간이 지날 무렵 뇌는 수면을 위한 모드로 서서히 전환하게 됩니다.[81] 그러곤 멜라토닌 같은 수면 호르몬이 체내 축적되어 감에 따라 점차 졸음에 들고 깊은 잠으로 이어질 수 있는 것이죠.

이런 관점에서 매일 취침이나 기상 시간이 바뀐다는 것은 아침 햇빛을 받는 시간도 매일 달라지게 되어 생체시계의 동기화에도 일관되지 않은 영향을 주게 되는 겁니다. 우리의 잠에 대해 깊이 이해하게 될수록, 수면과 기상이 서로 분리되지 않고 하나로 연결되어 있다는 사실을 알게 됩니다.

만약 취침과 기상 시간이 매일 조금씩 달라지게 된다면, 이는 마치 매일 다른 시간대의 국가를 여행하는 것과 같습니다. 하루는 발리(한국보다 1시간 빠름)에서 잠을 자고, 하루는 멜버른(한국보다 2시간 느림)에서, 또 다른 날은 오클랜드(한국보다 4시간 느림)에서 잠을 자는 셈이죠. 물론 시차가 크지 않다면 몸이 적응하는 데 별 문제는 없겠지만, 에너지 효율 관점에서 시차가 매일 달라지는 만큼 새로운 시차에 적응하기 위해 몸이 많은 에너지를 써야 할 수 있습니다.

실제로 해외여행을 가서 우리 몸이 새로운 시차에 완전히 적응하기까지 약 7~8일 정도 걸리는 것으로 알려져 있습니다. 분명 개인차는 있지만, 하루에 적어도 1~1.5시간 정도의 시차를 적응해가는 것으로 이해하면 됩니다.[82-83] 같은 국가에서 잠을 잔다 하더라도 매일 다른 시차를 스스로 만들어내고 있다면, 몸이 매일 적응도 하기 전에 여행지를 옮겨 다니는 것처럼 항상 피로하고 개운하게 일어나기 힘들지도 모릅니다.

특히, 요즘 자주 들리는 '사회적 시차증Social jetlag' 현상이 이것의 대표적인 예시입니다.[84] 야근, 교대 근무 등 사회적인 이유로 부득이 시차를 매일 바꿔야 하는 경우도 있을 수 있고, 밤늦게 여가활동이나 스마트폰 등 개인적인 이유로 시차증을 만드는 경우도 있을 겁니다.

다만 수면은 여러 생체리듬 중에서도 베이스 리듬이며, 그 위로 각성 리듬과 식사 리듬, 배변 리듬 등 다양한 리듬이 함께 형성되는 만큼 건강관리(자기 관리)에 있어 규칙적인 수면 습관이 가장 중요하다는 점은 아무리 강조해도 지나침이 없을 겁니다.

자주 바뀌는 수면 패턴으로
잠 못 드는 당신을 위한 수면 코칭

취침과 기상 시간이 자주 바뀌는 생활을 하고 있다면, 다음의 질문을 스스로에게 한번 던져봅니다.

Q. 평소 야근, 교대 근무 등 사회적인 이유 때문에 잠드는 시간과 기상 시간이 자주 바뀌고 있나요?

불규칙한 생활습관 때문에 잠 못 드는 밤

→ **YES**: 현재 주어진 상황 속에서 자기 관리를 위해 노력하고 있나요?

→ **NO**: 개인적인 이유 때문이라면, 매일 수면 패턴을 지키는 것보다 더 중요한 일이 있나요?

만약 사회적인 이유나 부득이한 경우로 수면 패턴이 매일 달라질 수밖에 없다면, 최소한 어떤 노력을 하고 있는지 스스로 점검해보는 것이 도움될 수 있습니다. 외부적인 압력에 의해 규칙적인 생활이 어려운 상황이라면, 자기 관리에도 소홀해지기 쉽고 마치 무언가에 쫓기듯 살아가게 될 수도 있기 때문입니다. 결국 내 삶에 대한 통제권은 '나'에게 있다는 사실을 믿어주며, 현재 상황에서 할 수 있는 모든 자기 관리 노력을 찾아보기를 바랍니다.

그중에는 단연코 취침-기상 시간 규칙성에 대한 부분도 포함됩니다. 예를 들어, 본인의 건강이나 컨디션에 문제가 생기면 결국 업무 효율 및 생산성에도 지장이 갈 것이므로, 직장 상사와 회사에 업무 스케줄 조율에 대해 적극적으로 알리고 소통하는 노력이 필요합니다. 또는 개인적인 수준에서 하루에 자야 하는 총 수면 시간을 관찰하거나, 수면 이외에 식습관과 운동 습관에서만이라도 규칙적인 자기 관리를 실천하는 것이 중요합니다.

만약 자의적으로 취침-기상 시간의 변화를 자주 만들고 있다면 삶의 우선순위나 목적을 되짚어보는 시간이 필요할 수 있습니다. 일명 '취침 시간 지연행동Bedtime procrastination'은 하루 동안 쌓인 스트레스를 밤늦게 풀거나 미뤄왔던 여가활동을 즐기는 등의 이유로 많은 현대인들이 취침 시간을 직접 미루는 행동을 말합니다.[85]

이 또한 부득이한 상황이라고 판단할 수도 있겠지만, 사실 꼭 그렇지는 않습니다. 평소 스트레스를 많이 받는 성격이라면 하루 중 스트레스를 덜 받을 수 있는 방법을 찾는 것이 우선입니다. 또는 취침을 미루지 않고서도 스트레스를 해소할 수 있는 방법들은 얼마든지 있습니다. 하루 중 틈틈이 또는 저녁 시간 등을 활용하거나, 주말을 적극적으로 활용해볼 수도 있습니다. 사실 밤늦게 무언가를 하다가 잠이 늦어지거나 다음 날 컨디션에 영향을 받으면 그것이 곧 또 다른 스트레스가 되는 악순환에 빠질 수 있기 때문입니다.

취침 전 행동들을 억지로 참기보다는 어떻게 하면 하루 중 똑똑하게 '나만의 시간Me Time'을 가져볼지에 집중하는 편이 더 현명합니다. 이 경우 현재 내 삶의 우선순위가 무엇인지를 되짚어보는 것도 도움이 되며, 나를 위한 진정한 보상과 선물이 무엇인지를 스스로 정의하는 노력도 필요합니다. 가령, 요즘 흔히 이야기하는 '워라밸(일과 삶의 균형)'에 대해서도 적극적

불규칙한 생활습관 때문에 잠 못 드는 밤

으로 추구해보는 겁니다. 하루 중 몇 시를 일(또는 학업)과 삶 사이의 경계선으로 설정하여, 그 선을 기점으로 활동 모드ON 와 휴식 모드OFF를 자유롭게 넘나들 것인지 말이죠. 이러한 규칙을 현재 삶의 우선순위로 설정해본다면, 분명 예상했던 것보다도 훨씬 더 긍정적인 변화를 경험하게 될 것입니다.

#브레이너 제이의 습관 개선 행동 플랜

❶ 규칙적인 수면 패턴 만들기

잠에 드는 시간과 아침에 기상하는 시간이 매일 비슷한 시간이 되도록 설정합니다. 정확하게 똑같을 수는 없기 때문에 하루에 몸이 시차 적응하는 데 걸리는 시간을 고려해 대략 30분~1시간 이내의 차이가 나도록 해보세요. 밤 12시로 취침 시간을 설정했다면, 이상적으로는 밤 11시 30분부터 12시 30분 사이에 취침하는 것이 가장 좋습니다. 어렵다면 조금 더 범위를 넓혀서 밤 11시~새벽 1시 사이에 잠드는 것으로 설정합니다. 여기엔 정답이란 것은 없으나, 시차가 커질수록 신체 적응에도 에너지가 더 필요하므로 가급적 시차를 최소화하는 데 집중해보세요. 원칙적으로는, 주말과 휴일의 예외는 없지만 평일에 수면 부족이 심하다고 느꼈다면 2시간 정도 더 늘려서 잠을 보충해주는 것도 괜찮습니다. 하지만 평일과의 차이가 너무 커질 경우, 소위 '월요병Monday blues'이나 주간 피로감을 더 심하게 느낄 수 있으니 이 점에 주의하여 규칙을 만들어보기 바랍니다.

❷ 멈춤 시간 설정과 ON-OFF 경계선 정하기

대개 수면 패턴이 망가져 있는 사람들이 전반적인 자기 관리에도 소홀한 경우가 많습니다. 가장 먼저 하루 중 몇 시에 일을 멈출지부터 고민해보고 알람으로 설정해줍니다. 어쩌면 현대인들에게 기상 알람보다 더 중요한 것이 '멈춤의 알람'일 수 있습니다. 이 시간을 기점으로 ON 모드에서 OFF 모드로, 즉 나만의 시간으로 들어가는 것이죠. 가능하다면, 메신저나 SNS 등 시끄럽고 복잡한 세상의 정보로부터 잠시나마 분리될 수 있다면 더욱 좋습니다.

BONUS TIP

만약 매일 규칙적인 수면 패턴을 만드는 일이 너무 어려운 상황이라면, 적어도 기상 시간만이라도 통일해보기를 추천합니다. 어찌 됐든 생체리듬을 가장 강력하게 동기화시키는 것은 아침에 맞이하는 첫 햇살이기 때문입니다. 만약 휴일, 주말에도 고정된 기상 시간을 지킬 수만 있다면, 매일 기상 알람 없이도 아침에 눈을 뜨는 신세계를 경험할 수 있을 거예요. 물론 적어도 6시간 이상의 수면과 규칙적인 취침 시간까지 가질 수 있다면 더할 나위 없이 좋겠지만 말입니다.

불규칙한 생활습관 때문에 잠 못 드는 밤

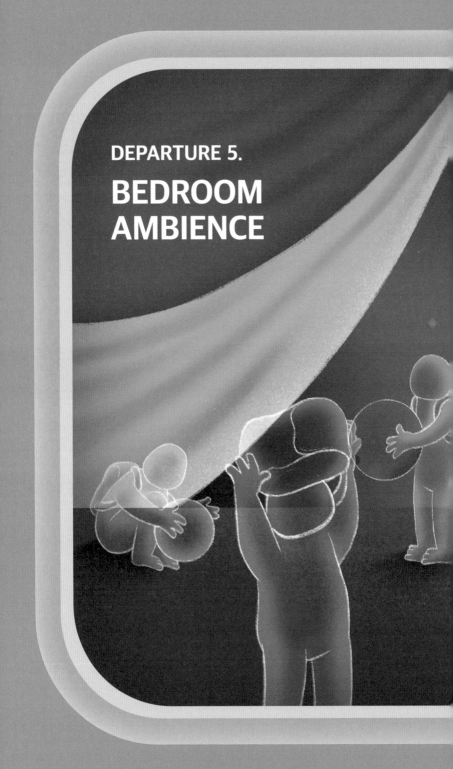

DEPARTURE 5.
BEDROOM AMBIENCE

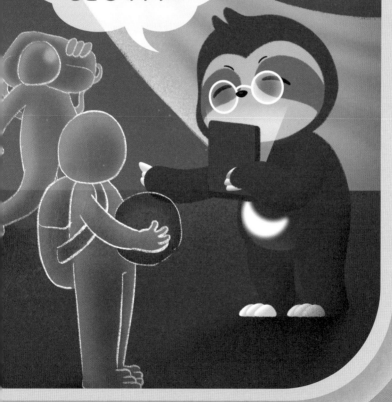

덥거나 추운
침실의 온도

#겨울철 찬바람 드는 잠자리

#열대야로 무더운 기온

#여름철 차가운 에어컨 바람

#뜨끈뜨근한 전기매트

#덥고 건조한 찜질방 안

침실 환경 때문에 잠 못 드는 밤

잠자리가 너무 덥거나 추워서 수면에 방해를 받아본 경험은 누구나 한 번쯤 있을 겁니다. 온도는 빛과 함께 '수면 스위치'라고도 불리는 매우 중요한 요인입니다. 잠에 드는 과정에서 우리의 체온은 1도 정도 낮아지고 체내 신진대사가 느려지며 수면 모드가 시작됩니다.

체온이 낮아지며 시작되는 깊은 수면

침실 온도를 변화시키는 것은 주로 계절상의 이유가 큽니다. 하지만, 요즘에는 침실 내 에어컨이나 냉난방기 등 가전제품들의 장시간 사용이 주원인이 될 수도 있습니다.

영국 임페리얼 칼리지 연구팀에서 발표한 '수면과 온도의 연관성'에 관한 논문에서는 뇌의 온도와 심부체온이 떨어져야만 비로소 비렘수면NREM이 시작되고 깊은 수면으로 들어갈 수 있다는 사실이 언급된 바 있습니다.[1] 평소 우리 몸의 정상 체온은 36.0~37.5도 정도를 유지하고 있는데, 수면을 위한 침실의 최적 온도는 15~21도 정도(특히 19~21도)로 우리가 생각하는

것보다 비교적 더 낮은 것을 알 수 있습니다.[2]

따라서 숙면을 위해 적당히 시원한 침실 온도를 유지하는 것이 중요하겠습니다.

덥거나 추운 침실의 온도로 인해
잠 못 드는 당신을 위한 수면 코칭

다음의 질문들 중 각각 해당되는 것에 'O', 해당되지 않는 것에 'X'라고 답해보세요.

질문	O	X
얼굴이나 등 쪽에 땀이 맺히고, 몸에 더운 느낌이 있나요?		
이불과 매트가 너무 덥거나 답답하게 느껴지나요?		
온도 불편감으로 인해 몸이 왠지 간질거리고 불편한 느낌이 드나요?		
방 안의 공기가 차가워서 기침이나 재채기가 나오나요?		
추위로 몸이 떨리고 콧물이 나오고 있나요?		
머리의 체온이 뜨겁게 느껴지나요?		
손발의 체온이 차갑게 느껴지나요?		

만약 1개 이상 'O'라고 답했다면, 실내 온도로 인해 수면의

질에 방해를 받을 가능성이 있습니다. 에어컨이나 냉난방기를 통해 실내 온도를 살짝 조절해보거나, 입고 있는 잠옷을 더 두껍게 혹은 얇게 갈아입는 것이 숙면에 도움이 될 수 있습니다.

만약 3개 이상 'O'라고 답했다면, 잠에 드는 것 자체가 어려워지고 건강상의 다른 문제와도 연결될 가능성이 있습니다. 염증이나 면역 반응, 스트레스, 두통 등이 대표적입니다. 이런 경우라면 몸에 이상이 있는지를 즉시 스스로 점검해보고, 침실의 온도를 개선할 수 있도록 조치를 취하기 바랍니다.

#브레이너 제이의 최적의 숙면 환경 가이드

❶ 최적의 침실 온도 만들기: 약 20도
개인에 따라 차이가 있을 수 있으니, 너무 덥거나 춥다면 실내 냉난방기를 통해 온도를 조금씩 조절해보세요.

❷ 나에게 맞는 침구와 잠옷 갖추기
평소 잠을 잘 자고 있다면 이는 꼭 필수는 아닙니다. 다만 계절 특성에 맞는 잠옷과 침구를 준비하는 것은 장기적인 건강과 삶의 질 관점에서 제법 가성비 좋은 투자일 수 있습니다.

❸ 하루 한 번 침실 환기하기
침실 공간의 온도는 공기의 온도라고도 볼 수 있습니다. 추운 겨울철일지라도, 최소 하루 한 번 이상은 꼭 창문을 열고 환기를 시키며 신선한 공기로 채워주기 바랍니다.

❹ 취침 전 1~2시간 동안 체온 관리하기

늦은 밤 운동이나 뜨거운 물 목욕은 적어도 이 시간 동안만큼은 자제해주세요. 올라간 심부체온이 정상 체온으로 돌아오는 데는 약 90분 이상 걸릴 수 있습니다. 취침 전 가벼운 샤워와 족욕 등은 수면에 도움이 될 수 있습니다.

❺ 침실 내부와 바깥 기온을 분리하기

한여름 대낮에는 침실의 창문에 블라인드나 커튼을 닫아 놓고 햇빛을 차단하면 방의 온도를 보다 시원하게 유지할 수 있습니다. 겨울철에는 방한 커튼이나 방풍막 등을 설치해 실내 온도를 보온할 수 있습니다.

자꾸 거슬리는
주변 소음

#이웃집의 생활 소음

#거실의 TV 소리

#실내 가전제품의 작동 소음

#시끄러운 오토바이 소리

#창밖의 자동차 경적 소리

#배우자의 코 고는 소리

깊고 고요한 밤, 잠을 자려고 침대에만 누우면 더 시끄럽게 들리는 듯한 소리가 있습니다. 이웃집의 물 쓰는 소리와 발걸음 소리, 또 창밖에서 들려오는 온갖 다양한 도시의 소리들…. 낮 동안에는 좀처럼 들리지도 않던 가전제품의 미세한 소음들까지도 유독 성가시게 느껴지는 날이 있습니다.

주변 소음은 뇌 속 감정 중추 자극

세상은 늘 다양한 소리들로 가득 차 있는데, 한밤중 고요 속에서 소리에 더 민감하게 느껴지는 현상은 지극히 자연스러운 것입니다. 그러한 소음들에 대해 그리 민감하게 반응하지 않는 사람도 있겠지만, 사람에 따라서는 심리적인 스트레스를 크게 느낄 수도 있습니다.

세계보건기구WHO의 소음에 관한 가이드라인에 따르면, 숙면을 위한 침실 내 이상적인 소음 수준은 30데시벨을 초과하지 않을 것을 권장합니다. 이 정도의 소음은 아주 조용한 독서실의 분위기이거나 옆에서 소곤거리는 소리 정도에 해당됩니다.[3]

청각적 자극은 뇌 속 시상Thalamus 영역을 거쳐 대뇌 측두엽에서 주로 처리가 되는데, 시끄러운 소리나 원치 않는 소리 등의 자극이 들어오면 측두엽은 편도체, 뇌섬엽Insula, 관자이랑Superior temporal gyrus 등에 신호를 보냄으로써 감정적 반응을 불러일으킬 수 있습니다.[4-6] 그리고 이 같은 감정적 반응들은 중추신경을 흥분시키고 교감신경을 활성화하여 잠에서 완전히 깨어나도록 만들 수 있습니다.[7-8]

잠을 자고 싶고 편안한 휴식을 방해받지 않았으면 하는 바람이 있음에도, 주변에서 들려오는 소음으로 인해 기대와 현실 사이에 간극이 발생하면 일차적인 스트레스로 다가올 수 있습니다. 그런데 더 큰 스트레스는 그러한 소음 문제를 나의 노력으로도 해결할 수 없다는 사실에 있습니다. 침실 내 모든 소리에 민감하게 반응할 필요는 전혀 없지만, 신경을 거슬리게 만드는 소음이 있다면 그에 대한 적절한 대책은 분명 필요합니다.

거슬리는 주변 소음으로 인해
잠 못 드는 당신을 위한 수면 코칭

다음의 질문들 중 각각 해당되는 것에 'O', 해당되지 않는 것에 'X'라고 답해보세요.

질문	O	X
소음 때문에 짜증, 분노 등의 감정적 반응이 올라오나요?		
소리가 너무 시끄러워서 잠을 자다가도 깰 정도인가요?		
귀마개를 껴도 들릴 정도로 소음이 실제로 크나요?		
10분 이상 지속되고 있고, 금방 끝나지 않을 소음인가요?		
하루나 이틀이 아닌, 자주 발생하고 있는 소음 문제인가요?		
(노이즈 측정 앱 사용 시) 30데시벨 이상의 소음인가요?		

만약 1개 이상 'O'라고 답했다면, 주변 소음으로 인해 수면의 질에 방해를 받을 가능성이 있습니다. 가장 먼저 소음의 출처를 파악하고 어떠한 조치를 통해서 해결할 수 있는 문제인지 확인해보세요.

만약 그렇지 않다면, 잠잘 때 착용감이 편안한 귀마개나 백색 소음의 사용을 권장합니다. 실제로 백색 소음이 수면에 처음 사용되기 시작한 계기는 주변 환경의 잡음을 차단하는 '노이즈 마스킹Noise masking' 기능 덕분이었습니다.[9] 다만, 백색 소음마저도 수면을 방해하는 정도로 너무 크거나 거슬리지 않도록 당신에게 가장 잘 맞는 소음 종류를 찾아보세요.

만약 3개 이상 'O'라고 답했다면, 수면의 질뿐만 아니라 삶의 질에도 영향을 받을 수 있습니다. 이때는 필히 소음의 원인을 찾아 근본적으로 해결하기 위한 노력이 필요합니다. 만약 그럴 수 없는 상황이고 소음이 장기화될 가능성이 있다면, 거처의 이동(이사)이나 실내 방음을 위한 구조 변화도 꼭 한번 고려해보기 바랍니다.

금전적인 비용이 적지 않게 들 수도 있지만, 가만히 참고 버티는 것보다 기회비용이 훨씬 적을 수 있습니다. 장기적으로 수면과 삶의 질에 영향을 받는 것만큼 큰 비용과 리스크는 없을 테니 말이죠. 먼저 앞서 추천한 귀마개와 백색 소음 등의 방법도 우선적으로 활용해보기 바랍니다.

#브레이너 제이의 최적의 숙면 환경 가이드

❶ 소음의 원인을 없앨 수 있는지 먼저 확인하기
근본적인 해결이 진정한 해결입니다. 10여 가지의 대안보다 직접적으로 해결 가능한 방법이 있다면 적극적으로 실천해보세요. 이웃집과의 진솔한 소통, 가전제품의 교체 혹은 수리, 건설업체에의 민원 등을 통해 말입니다.

❷ 휴대폰 무음 모드로 설정하기
간혹 가다 한밤중에 진동 소리나 문자 소리에 놀라서 깨는 경우가 있습니다. 자기 자신과 옆 사람을 위해 휴대폰은 반드시 무음 모드로 설정하고 잠에 들기 바랍니다.

❸ 수면용 이어플러그 사용하기
소음을 차단하는 제법 가성비 좋은 방법입니다. 최근에는 숙면 중 편안하게 착용할 수 있는 이어플러그(귀마개)나 노이즈 캔슬링 기능이 담긴 무선 이어폰 등이 출시되고 있습니다. 특히 차음 데시벨이 높은 제품을 추천합니다.

❹ 백색 소음 활용하기

선풍기나 에어컨 바람 소리처럼 자극적이진 않지만 규칙적인 백색 소음은 주변 소음을 차단하는 데 도움을 줍니다. 혹은 좀 더 개인 기호에 맞게 자연의 소리가 담긴 백색 소음 콘텐츠(수면 사운드)를 활용해보는 것도 좋은 방법입니다. 본인에게 잘 맞는 소리를 찾았다면, 소음 차단과 더불어 심적인 안정 효과까지도 경험할 수 있을 겁니다.

잠을 방해하는
주변의 밝은 불빛

#창밖의 밝은 가로등 불빛

#꺼지지 않는 도심의 불빛

#침실 내 가전제품 전원 표시등

#늦은 밤 룸메이트의 모니터 화면

#스마트폰이나 TV 스크린 불빛

#실내 무드등

사람은 기본적으로 주행성 동물로서, 해가 떠 있을 때 활동적으로 생활하고 해가 지면 수면과 휴식 모드로 들어가도록 몸이 설계되어 있습니다. 이는 생물의 진화 과정 속에서 뇌 속 생체시계Circadian clock가 태양 빛에 의해 동기화되도록 설정되었기 때문입니다.[10-12] 하지만 문명이 발달함에 따라 여러 인공 조명들이 등장했고 한밤중에도 빛이 사라지지 않게 됨으로써, 인류의 생체시계에 크고 작은 교란을 만들어내고 있습니다.

숙면을 돕는 빛의 밝기와 색깔

　가전제품이나 무드등 같은 실내 불빛이 얼마나 수면에 영향을 미치는지에 대해서 다양한 실험들이 진행되고 있지만, 아직까지 일관된 결과나 빛의 세기에 대한 정확한 기준이 확인되지는 않았습니다. 그럼에도 빛에 가장 민감하게 반응하는 뇌 속 생체시계의 특징과 약 70~80퍼센트를 시각에 의존[13]하며 살아가는 사람들에게 인공 빛이 만들어내는 수면에 대한 영향은 결코 무시할 수 없습니다.

최근 미국 노스웨스턴대학의 일주기수면의학센터의 한 연구에서는 100룩스lux 밝기의 방 안에서 잠을 잔 사람들이 3룩스 밝기의 방 안에서 잠을 잔 사람들보다 빠른 심박과 교감신경 항진, 다음 날 아침 인슐린 저항도 증가 등의 변화를 경험한 것으로 발표했습니다.[14]

또 세계적 권위의 학술지인 〈Nature〉에 실린 한 연구에서는 수면을 방해하는 청색광Blue light과 달리 수면을 유도하는 것으로 알려진 적색광Red light의 환경에서조차 10룩스 이상의 빛에 노출될 경우 수면이 방해를 받는 것으로 확인됐습니다.[15-16] 따라서 해가 질 무렵부터 실내 조명 밝기를 점차 어둡게 조정해가며 잠에 들 때에는 약 10룩스 이하의 빛(수면 친화적인 조도)을 유지할 수 있기를 권장합니다.[17]

1룩스는 '1미터 거리에서의 촛불 1개 밝기'로 정의되기 때문에 10룩스는 대략 촛불 10개 정도의 밝기이며, 예시를 들자면 길거리 가로등 1개의 은은한 불빛 정도 또는 방 안 구석(1.5미터 이상 거리)에서 잔잔하게 빛나는 무드등 1개 정도의 밝기입니다. 다만 백색광은 10룩스 정도의 낮은 밝기에서도 수면을 방해할 수 있기 때문에, 침실 내 무드등을 놓아야 한다면 적색광을 추천합니다.[15, 18] 밤하늘의 보름달이 약 0.1~0.2룩스라는 사실을 고려해보면, 과거에 전구가 발명되기 이전의 시절에는 밤하늘의 보름달에만 의지하거나 방 안에 촛불 1~2개에 의지해 잠을 잤습니다. 빛의 관점에서 보면, 오히려 과거가 지금보다 더 숙면하기 좋은 환경이었던 건 분명합니다.

주변의 밝은 불빛으로 인해
잠 못 드는 당신을 위한 수면 코칭

다음의 질문들 중 각각 해당되는 것에 'O', 해당되지 않는 것에 'X'라고 답해보세요.

질문	O	X
창밖에서 새어 드는 불빛이 많나요?(집 앞 가로등, 차량 불빛, 상가 간판 등)		
한밤중 빛으로 인해 잠들기 어렵거나, 자다가 깬 경험이 있나요?		
함께 생활하는 배우자 혹은 룸메이트가 밤늦게 빛을 자주 사용하나요?(PC, TV, 스탠드, 스마트폰 등)		
어두운 방 안에 여러 가전제품으로부터 꺼지지 않는 불빛이 있나요?(콘센트 스위치등, 디지털 시계 등)		
종종 밤에 불을 켜 놓고 잠에 드나요?		
머리맡 가까이 빛이 나오는 전자기기가 있나요?		
침실 무드등의 빛 색깔이 푸르거나 하얀 백색광 계열인가요?		

침실 환경 때문에 잠 못 드는 밤

만약 1개 이상 'O'라고 답했다면, 한밤중 빛으로 인해 수면의 질에 영향을 받을 가능성이 약간 있습니다. 창문을 통해 실외 빛이 많이 들어온다면 암막커튼이나 블라인드 사용을 추천하며, 전자기기 등 실내 불빛이 많다면 한밤중에는 전원을 끄거나 밝기를 낮추고 불빛 개수를 줄이는 방향으로 노력해보기 바랍니다. 무드등은 잠자리로부터 약 1.5미터 이상 거리에 은은한 붉은 계열 빛으로 1개 정도만 권장하며, 잠을 잘 때에는 가급적 전원을 끄고 잠에 듭니다.

만약 4개 이상 'O'라고 답했다면, 한밤중 빛으로 인해 수면의 질에 영향을 받을 가능성이 매우 높습니다. 함께 사는 사람이 한밤중 빛을 많이 사용하고 있다면 소통을 통해 빛의 밝기를 줄여보거나 광원의 방향을 바꿔 직접적인 빛의 영향을 받지 않도록 조절해봅니다.

만약 피치 못할 이유로 한밤중에도 여러 빛 속에 노출되어야 하는 환경이라면, 나에게 가장 잘 맞는 편안한 수면 안대를 하나 구입해 사용해보기 바랍니다. 수면 중 밝은 빛이 주는 영향을 고려해볼 때, 수면 안대는 매우 가성비 좋은 개선책이 될 수 있습니다.

#브레이너 제이의 최적의 숙면 환경 가이드

❶ 하루 일주기에 맞춰 실내 밝기를 조절하기

아침과 오후에 실내 조명을 가장 밝게 유지하고, 해가 질 저녁 무렵부터 점차 조명의 밝기나 개수를 줄여가며 어둡게 만듭니다. 그리고 잠들기 2시간 전부터 침실의 밝기는 가급적 10룩스 이하로 설정해봅니다. 여러 연구들에 따르면, 저녁 시간 약 2시간가량의 빛 노출이 멜라토닌을 유의미하게 억제하는 것으로 나타났습니다.[19-20]

❷ 편안한 수면 안대 착용하기

모든 사람에게 꼭 추천하는 방법은 아니나, 한밤중 빛에 노출될 수밖에 없는 환경에 있다면 매우 유용한 아이템입니다. 가령, 야간 교대근무를 하고 이른 아침에 잠을 자야 하거나, 함께 생활하는 룸메이트가 밤늦게 PC를 사용하는 상황이라면 말입니다.

❸ 암막커튼 또는 블라인드 사용하기

사실 완전한 암실(0룩스)은 사람에 따라 두려움, 불안 등을 유발할 수 있기 때문에 반드시 권장되진 않습니다.[21] 또 아침에 창문으로 들어오는 햇빛이 우리의 생체시계를 동기화하기 때문에 암막커튼을 사용한다면 살짝 10~20센티미터 정도 열어 놓는 것도 좋은 방법입니다.

❹ 늦은 밤 전자기기 및 스마트폰 사용 자제하기

저녁 시간에 스마트폰을 비롯한 전자기기 사용 금지는 현실적으로 어렵기 때문에 적어도 취침 직전 1~2시간만큼은 전자기기 사용을 적극적으로 줄이고 자제합니다. 특히 어두운 공간 안에서 스마트폰 불빛을 얼굴 가까이 노출시키는 행동을 주의하세요.

불편한 침구:
베개, 매트리스, 이불

#목 높이가 낮은 베개

#불편한 이불의 질감

#너무 푹신한 매트리스

#딱딱한 온돌 바닥

#보온력이 떨어지는 이불

#통기성이 낮은 침구

전 세계적으로 좋은 잠에 관한 수요가 급증함에 따라 다양한 침구류와 수면 환경 제품들이 등장하고 있습니다. 가장 대표적으로 침대와 매트리스, 요와 이불, 베개입니다. 최근에는 각종 인공지능을 결합한 침구들도 출시되면서 침대 한 대의 가격이 무려 1000만 원에서 1억 원에 달하는 제품들까지 나오고 있는 추세입니다. 여기에 더해 베개 내부에 스피커를 내장하여 잠들 때까지 자연의 소리가 흘러나오거나, 코를 골면 자동으로 목 높이를 조절해주고 고개를 돌려주는 식의 스마트 베개들도 생겨나고 있습니다.

나에게 맞는 최적의 침구는 어떻게 고를까

　여러 기업들의 활발한 마케팅으로 인해 메모리폼 베개, 메밀 베개, 오리털 베개, 파이프칩 베개, 라텍스 베개 등등 베개 종류도 무척 다양합니다. 하지만 이렇게 다양한 제품들 속에서 사람들은 어떤 침구류가 진정 본인에게 필요하고 어떤 제품이 잘 맞는지를 판단하는 일이 쉽지 않습니다.

자신에게 필요한 침구류를 애타게 찾는 사람들의 궁금증을 시원하게 해소해줄 전문가도 아직 마땅치 않은 모양입니다. 침구 선정에 관해서는 개인차도 큰 만큼 정답이란 것이 정해져 있지는 않지만, 미국 국립수면재단에서는 다년간 여러 전문가들과 함께 침구 선정에 관한 소비자를 위한 표준 가이드라인을 수립해왔습니다.[22]

매트리스를 고를 때

매장에서 매트리스를 고를 때 아래의 세 가지 기준들을 토대로 체크해보세요. 단, 모든 특징을 다 고려할 수는 없기 때문에 개인적인 기호와 특징, 체형 등 나의 수면에 가장 필요한 요소가 무엇인지를 먼저 파악하고 그것을 보완할 수 있는 매트리스를 고르는 것이 바람직합니다.

1. 파도 현상 방지 Motion Isolation

- 옆 사람의 뒤척임이나 움직임이 가만히 누워 있는 당신에게 얼마나 크게 전달되나요?
- 당신이 자리에서 일어나고 누울 때, 매트리스의 흔들림이나 움직임이 얼마나 심한가요?

소위 '흔들림 없는 편안함'이라는 카피와 함께 좋은 매트리스를 홍보하는 이유입니다. 옆 사람의 움직임에 영향을 받고 쉽게 동조될 수 있기 때문에 흔들림을 최소화할 수 있는 매트리스가 수면에 도움이 될 수 있습니다. 특히 라텍스 성분이나 메모리폼 성분을 추천하며, 두께가 얇은 토퍼식 매트리스보다는 상대적으로 두꺼운 매트리스일수록 파도 현상이 방지되는 경향이 있습니다. 코일(스프링)과 메모리폼을 결합한 하이브리드 매트리스 또한 흔들림이 적은 종류로 구분됩니다.

만약 같이 자는 사람의 뒤척임이 심한 경우, 또는 미세한 움직임에도 쉽게 잠에서 깨는 경우라면 꼭 고려해볼 만한 요소입니다. 더불어 온몸이 폭 감싸진 느낌에서 안정감을 느낀다면 메모리폼이 라텍스보다 더 도움될 수 있습니다. 다만 움직임을 잘 잡아주는 만큼, 메모리폼 매트리스 위에서 자세를 바꾸거나 움직일 때에는 다소 불편감이 있을 수 있습니다.

2. 온도 조절 Temperature Control

- 가만히 누워 있을 때, 몸에 맞닿은 면적이 너무 더워지거나 답답한 느낌이 있나요?
- 평소 몸에 열이 많은 편이라면, 매트리스에 누워 있을 때 체열을 식혀주는 느낌이 있나요?

침실 환경 때문에 잠 못 드는 밤

잠에 들며 자연스레 체온이 낮아지고 깊은 수면으로 들어가기 때문에 매트리스의 온도 조절 기능은 이러한 몸의 자연스러운 온도 변화를 방해하지 않을 정도면 됩니다. 가령 보온력이 너무 커서 몸이 오히려 더워지거나, 뜨거운 체열을 식혀주지 못하는 경우가 이에 해당됩니다. 특히 더운 지역에 살거나 몸에 열이 많은 편이라면 우선적으로 고려되어야 하는 매트리스의 요소입니다.

이 경우엔 보온력이 상대적으로 높아 체온 조절 기능이 떨어지는 메모리폼보다 통풍과 통기성이 더 우수한 라텍스 매트리스를 추천합니다. 메모리폼류를 선호한다면 폴리폼 성분의 매트리스가 체온 조절에선 더 도움이 될 수 있고, 또는 마이크로코일 매트리스나 코일(스프링)과 다른 성분을 혼합한 하이브리드 매트리스도 라텍스의 좋은 대안이 될 수 있습니다.

3. 압력 완화 Pressure Relief

- 누워 있을 때 어깨, 엉덩이 등 특정 신체 부위가 움푹 빠져 들어가는 느낌이 있나요?
- 천장을 보고 누워 있으면, 매트리스가 허리를 지지하지 못하고 역C 자로 굽어지나요?
- 체중이 60킬로그램 이상인가요?
- 주로 옆으로 누워서 잠을 자나요?

- 매트리스가 너무 딱딱하고 불편한 느낌이 드나요?

매트리스의 압력 완화 기능은 '체압 및 체중 분산'을 주목적으로 합니다. 누워 있는 동안 매트리스가 몸을 지지해주지 못해서 몸의 자세와 척추 균형이 무너지지 않도록 말이죠. 또는 체압이 고루 분포되지 못하여 특정 신체 부위의 압력이 높게 작용함으로써 통증이 유발되거나, 혈액순환 문제로 이어지지 않도록 말입니다. 즉, 너무 푹신해도 체형을 안정적으로 받쳐주지 못하고 너무 딱딱해도 편안한 휴식이 어려울 수 있습니다.

만약 허리 디스크나 요추 부위(허리)에 만성통증을 갖고 있는 사람이라면, 가장 우선시해서 고려해야 할 항목입니다. 이러한 요소는 매트리스의 강도·단단한 정도Firmness와 직접적인 연관성이 있는데, 만약 체중이 100킬로그램 이상이라면 매트리스의 단단한 정도가 높은 것을 추천합니다. 체중이 60~100킬로그램 사이라면 약간 단단한 정도의 매트리스에서 편안함을 느낄 수 있으며, 60킬로그램 이하인 사람에게는 단단한 정도가 가장 낮은 부드러운 매트리스 강도를 추천합니다.

매트리스의 압력 완화 기능은 메모리폼에서 가장 우수한 것으로 알려져 있으나, 라텍스 및 코일 등에서도 얼마나 '밀도' 있게 채워져 있는지에 따라 다를 수 있습니다. 따라서 침대 매장 직원을 통해 기본적인 내용들을 안내받은 후 직접 누워 보

침실 환경 때문에 잠 못 드는 밤

며 본인에게 맞는 것을 고르는 것이 유일한 정답입니다.

옆으로 누운 자세로 잠을 자는 사람들은 체중과 관계없이 매트리스의 단단한 정도가 좀 더 높은 것을 선호하는 경향이 있지만, 어깨와 엉덩이 같은 부분적인 신체 부위의 압력이 더 크게 걸리기 때문에 매트리스의 두께는 충분히 두꺼운 것이 좋습니다. 개인적 기호로 피부에 닿는 면적이 많거나 부드럽게 가라앉는 느낌이 불편하다면 비교적 단단한 매트리스가 수면에 도움을 줄 수 있습니다.

베개를 고를 때

베개를 고를 때의 기준은 크게 네 가지입니다. 다만 베개는 매트리스나 이불보다도 개인차가 가장 심한 침구 중 하나이므로, 직접적인 체험을 통해서 확인하는 것이 필수입니다. 개인의 체형, 기호, 수면 자세 등에 따라 매우 다르기 때문이며, 일반적인 상품을 구매하듯이 사람들의 후기를 믿고 고르는 것은 아무런 의미가 없을 수 있습니다. 체형이 같더라도 기호나 수면 자세와 패턴 등이 전혀 다를 수 있기 때문이죠.

1. 단단한 정도와 지지력Firmness & Support
- 누웠을 때 머리를 받쳐주는 정도가 편안한가요?

- 베개 안으로 머리가 너무 깊이 파묻히지는 않나요?
- 오래 누워 있다 보면 베개 내용물이 퍼지면서 바닥면에 머리가 거의 가까워지나요?
- 베개가 좀 단단해서 오래 누워 있다 보면 맞닿은 머리 부위가 불편해지나요?

베개의 가장 주요한 기능 중 하나는 약 4~7킬로그램 정도 되는 머리의 무게를 받쳐줌으로써 경추부터 척추까지의 균형을 잡아주고 체압을 분산시키는 것입니다. 단단한 베개는 체압 분산이 잘 되지 않아서 머리 뒷면에 불편감이 생길 수 있고 혈액순환 문제를 만들 수 있습니다. 반면 너무 푹신해서 머리가 파묻힌다면, 베개를 벤 것이 무색할 정도로 지지력이 떨어져 베개의 기능을 하지 못합니다.

따라서 본인에게 맞는 적절한 단단함(강도)과 지지력을 찾아주는 것이 필요하며, 일반적으로 체형이 크고 체중이 나간다면 약간 단단한 강도로 지지력 있는 베개가 도움이 될 수 있고 체형이 아담하고 체중이 가볍다면 보다 소프트한 강도의 베개가 도움이 될 수 있습니다. 체압 분산 기능에 있어서는 메모리폼 베개가 가장 사용성이 좋은 것으로 알려져 있습니다.

2. 두께와 높이 Thickness & Loft

- 뒷목(경추)의 C 자 커브가 적당히 유지되나요?
- 너무 높아서 목에 주름이 질 정도로 굽어지진 않나요?
- 너무 낮아서 목이 젖혀지고 입이 벌어지지는 않나요?
- 옆으로 누울 때 목이 꺾이고 어깨가 불편한가요?
- 자고 일어났을 때 얼굴이 자주 붓고 뒷목과 어깨가 뻐근한가요?

베개의 두께와 높이는 베개의 지지력과 함께 머리의 혈액 순환을 돕고 호흡을 원활하게 하는 데 가장 중요한 요소입니다. 너무 두께가 얇고 높이가 낮은 베개는 다음 날 아침에 일어나서 뒷목과 어깨 결림이 있을 수 있고 얼굴이 다소 부을 수 있습니다. 반면, 두께가 두껍고 높이가 너무 높을 경우 목이 꺾이기 때문에 경추 건강에 좋지 못하고 호흡에도 문제가 생겨 수면 장애로 이어질 수 있습니다.

본인에게 가장 편안한 느낌을 주는 적절한 높이를 찾는 것이 중요한데, 단단한 매트리스를 사용한다면 두껍고 속이 꽉 찬 베개가 도움이 될 수 있고 푹신한 매트리스를 사용한다면 높지 않은 베개를 추천합니다. 만약 옆으로 주로 누워서 자는 습관이 있다면, 상대적으로 높은 베개가 권장됩니다. 어깨와 머리의 높이를 적당히 맞추기 위함입니다. 경추 베개처럼 뒷목

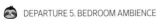

부위가 살짝 올라와서 경추를 받쳐주는 베개도 일반적으로 도움이 되지만, 사람에 따라서는 그 역시 너무 높게 느껴질 수 있고 목이 젖혀져 호흡이 불편할 수 있습니다. 후기나 광고성 내용에 의존하기보다 매장에서 직접 누워 보고 가장 편안한 제품을 찾는 것이 중요합니다.

3. 체온 조절과 통풍·통기성 Temperature Control & Breathability

- 베개에 누웠을 때 머리가 더워지거나 답답하진 않나요?
- 머리의 체열(두피열)을 식혀주는 느낌이 있나요?
- 베개에서 특유의 불쾌한 냄새가 있나요?
- 습하거나 땀이 났을 때, 축축하게 젖은 느낌이 오래 지속되나요?

깊은 수면을 위해서는 머리(뇌)의 온도가 떨어져야 합니다. 사실 베개 자체의 높이나 두께, 푹신한 정도 등은 전적으로 개인의 기호에 영향을 받는 경향이 있지만, 베개의 온도 조절 기능은 숙면에 직접적인 영향을 줄 수 있습니다. 누워 있는데 머리가 답답하고 더워지거나, 머리의 체열을 식혀주지 못하고 보온에 특화되어 있다면 베개를 고를 때의 선택지에서 제외할 필요가 있습니다. 또 푹신한 정도가 큰 경우에도 머리가 전체적으로 베개 속에 파묻히기 때문에 온도 조절이 잘 안 될 수 있습니다. 평소 두피열이 많다면 베개 선정 시 중요하게 고려해야 할 요소입니다.

더불어, 베개의 통풍·통기성도 체온 조절과 위생에 중요한 역할을 하는데, 라텍스 베개와 메밀 베개가 이러한 기능성에는 가장 적합할 수 있고 널리 쓰이는 메모리폼 베개나 솜 베개, 구스 베개 같은 경우는 보온성이 높기 때문에 체온 조절의 기능이 중요한 사람에게는 추천되지 않습니다.

4. 질감과 느낌 Material & Feel

- 베개 내용물이 편안한 느낌을 주나요?
- 베개 커버의 재질이 피부에 닿아도 부드럽고 편안한가요?

베개는 얼굴 피부와 두피에 닿은 채로 매일 6~9시간씩을 사용하는 제품인 만큼, 개인의 주관적인 선호와 느낌도 무시할 수 없습니다. 특히 체온 조절이나 두께, 강도가 모두 적절해도 재질이 본인에게 맞지 않으면 심리적인 안정감을 얻기 어렵습니다.

재질은 크게 베개 커버(베갯잇)의 재질과 베개 내부에 채워지는 내용물(베갯속)의 질감이 있습니다. 베개 내용물에는 작은 빨대 모양의 파이프칩, 구슬 알갱이 같은 비즈, 메모리폼, 일반 솜, 공기, 메밀, 라텍스 등이 있습니다. 피부 민감도가 높고 신경이 예민하여 푹 파묻히는 느낌이 싫은 사람들에게는 솜이나 메모리폼보다는 비즈·메밀·파이프칩을, 두피열이 많고 머리가 평소 뜨겁다면 라텍스와 메밀을, 폭 감싸지는 느낌에서 안정감을 얻는다면 메모리폼이나 솜 베개 등이 도움될 수 있습니다. 베개 커버의 재질 또한 다양한 종류가 있지만, 피부 겉면에 닿았을 때 거슬리거나 불편하지 않은 것을 우선순위에 두고 고르도록 합니다.

요와 이불을 고를 때

요와 이불을 고르는 기준은 매트리스나 베개보다 개인적 취향과 인테리어(미관상의) 목적까지 포함되기 때문에 정해진 기준은 더욱 없습니다. 다만 매트리스와 마찬가지로 온몸에 닿는 침구이기 때문에 기본적으로 체온 조절 기능과 통풍·통기성, 그리고 이불 커버의 재질에 집중해보도록 합니다.

만약 체열이 많은 편이라면 보온력이 조금 낮고 통풍·통기성이 높은 이불을 추천하며, 피부 민감도 등에 따라 이불 커버의 재질이 거슬리지 않는 부드러운 정도로 고릅니다. 평소 추위를 많이 타는 편이라면, 보온력에 집중하여 온몸을 잘 감싸주며 두껍고 무게감 있는 이불이 좋습니다. 마찬가지로, 몸이 폭 감싸질 때 편안한 느낌을 얻는 사람들에게도 두툼하고 무게감 있는 이불이 도움될 수 있고, 그렇지 않다면 얇고 가벼운 이불이 더 편안한 느낌을 줄 수 있습니다.

요는 매트리스가 지닌 기능들을 보완하거나 방해하지 않는 정도에서 개인의 선호에 맞게 고르면 됩니다. 가령, 매트리스의 보온성이 다소 떨어진다면 따뜻하고 보온력 있는 요를 깔도록 하며, 매트리스가 생각보다 단단하게 느껴진다면 두터운 요를 까는 것도 좋은 보완 방법입니다.

다만, 다른 침구들과 달리 요의 수면 기능성은 상대적으로 떨어지는 경우가 많기 때문에 체온 조절 기능에 주로 초점을 두고 고르는 것을 추천합니다. 추위를 잘 타거나 겨울철일 경우엔 상대적으로 도톰하고 따뜻한 재질의 요로, 더위를 잘 타거나 여름철일 경우엔 얇고 시원한 냉감 있는 재질이 좋습니다.

침구를 고를 때의 가장 중요한 점은 '나에게 주관적으로 편안한 느낌을 주는지'입니다. 앞서 소개한 원리들을 참고하되, 아무리 최적의 조건을 갖추더라도 마음에 들지 않거나 거슬림이 있다면 그 모든 조건들이 별 의미가 없습니다. 여러 가지 기능과 착용성에 대한 과학적 원리들이 있더라도 결국 내 맘에 들지 않거나 조금이라도 불편한 옷과 신발은 구매하지 않는 것처럼 말입니다. 왜냐하면 침구의 요인 때문에 수면 장애가 생기거나 악화된다는 연구 결과도 그닥 없을뿐더러, 인류 역사상 갖가지 최첨단 침구 제품들이 생기기 전부터도 인류는 숙면을 취하는 데 문제가 없었기 때문입니다. 제품의 도움 없이 잠을 자고 숙면을 취할 수 있도록 설계된 것이 우리 인간을 비롯한 모든 생명체의 본능입니다. 즉, '베개가 없어서 잠을 못 잔다' '이불이 불편해서 잠을 못 잔다' 같은 맹목적 믿음보다도, 모든 침구류는 단지 나의 수면에 도움을 주는 보조적인 대상일 뿐 근본적인 해결책이 될 수 없다는 사실을 먼저 이해할 필요가 있습니다. 꼭 필요한 경우에 한하여, 나에게 맞는 최적의 침구를 찾아보고 물리적으로 불편한 요인들을 개선하는 데 도움 받을 수 있기를 바랍니다.

잠을 쫓아내는
불쾌한 냄새

#새 집 및 새 가구 냄새

#화장실 및 하수구 악취

#음식물 또는 일반 쓰레기 냄새

#장마철 꿉꿉한 곰팡이 냄새

#선호하지 않는 디퓨저 향기

#동거하는 룸메이트의 체취

우리가 접하는 빛, 소리, 촉감 등의 감각 자극들은 대부분 뇌 속에 감각 통합 중추로 알려진 '시상Thalamus'에서 모였다가 관련된 뇌 영역들로 전달이 됩니다.[23] 시상이 여러 감각 신호들을 중개해주는 컨트롤 타워이자 다리 역할을 하는 셈이죠.

　하지만 놀랍게도, 후각은 시상을 거치지 않고 뇌 속에 바로 전달이 되어 편도체와 같은 감정 중추에 즉각적으로 보내집니다.[24] 이렇다 보니 냄새나 향기 같은 후각 자극이 모든 감각 중에서도 가장 예민하게 인식되며, 냄새를 통해서 두려움·성적 충동·불쾌감이나 혐오감 등의 순간적인 감정 반응들도 빠르게 일어나게 됩니다.

가장 빠르고 예민한 감각 자극, 후각

　후각이 이토록 예민하고 빠른 감각으로 자리하게 된 데에는 오랜 시간 동물의 진화 과정 속에서 생존에 위협을 주는 요인들을 냄새를 통해 빠르게 감지해왔기 때문입니다.[25] 예를 들면, 음식의 냄새를 통해 독이 들어 있는지, 풍부한 영양이 담겨

273

있는지, 또 열매가 잘 익었는지 아니면 설익었는지와 같은 정보를 빠르게 파악할 수 있었습니다. 또 자신의 영역을 체크하거나, 친숙한 대상과 낯선 대상을 구별하고, 짝짓기 대상을 탐색할 때에도 냄새를 활용했습니다.

그런데 현대사회에는 많은 물질들이 새롭게 만들어지고 재가공됨에 따라 더욱 다양한 냄새의 종류들이 생겨나게 됐고, 이러한 냄새들에 노출되는 빈도 또한 무척 늘어나게 되었습니다. 사실상 거의 모든 공간에는 다양한 냄새들이 공존하고 있죠. 과거에는 존재하지 않았던 독특한 방향제와 아로마 제품, 향수, 화장품 등이 대표적입니다. 또는 온갖 쓰레기 냄새와 화장실 악취 등도 포함될 수 있습니다.

만약 편안한 휴식과 수면을 위한 침실 공간에서 다소 원치않는 냄새를 맡기라도 한다면, 즉각적인 불쾌감과 혐오감으로인해 오던 잠도 달아나게 될 겁니다. 빛이나 소리에 비해, 더빠르고 격렬한 반응을 순간적으로 만들어낼 수 있기 때문입니다. 한편으론, 이러한 원리를 긍정적인 방향으로 역이용하는 것도 가능합니다. 아로마 테라피Aroma therapy처럼 이완을 돕는 편안한 향기를 침실 내부에 둠으로써 심신 안정과 수면을 돕는데 활용해볼 수도 있습니다. 나에게 맞는 좋은 향을 찾아, 침실내 악취를 대체하고 기분 좋은 느낌으로 숙면에 들 수 있는 것이죠.

불쾌한 냄새로 인해 잠 못 드는 당신을 위한 수면 코칭

다음의 질문들 중 각각 해당되는 것에 'O', 해당되지 않는 것에 'X'라고 답해보세요.

질문	O	X
평소 침실 내 원치 않는 불쾌한 냄새가 있나요?		
함께 사는 사람의 향수나 화장품 냄새가 침실 내 가득한가요?		
지속적으로 향을 내는 디퓨저나 방향 제품의 향기가 다소 거슬리나요?		
함께 생활하는 사람의 담배 냄새나 술 냄새가 방 안 곳곳에 배어 있나요?		
침실 화장실이나 쓰레기로 인해 방 안에 악취가 종종 퍼지나요?		
실내가 다소 습하여, 옷가지와 침구 등에서 꿉꿉한 냄새가 나나요?		

만약 1개 이상 'O'라고 답했다면, 침실 내 냄새로 인해 수면의 질에 영향을 받을 가능성이 있습니다. 냄새가 발생하는 원인을 파악하고 제거하는 것이 가장 근본적인 방법이며, 만약 그것이 어렵다면 하루 중 또는 취침 직전에 환기를 자주 시킴

침실 환경 때문에 잠 못 드는 밤

으로써 쾌적한 실내 공기를 만들어 보세요.

만약 함께 사는 사람의 체취나 화장품 냄새 등으로 불쾌감이 올라오는 것이라면, 소통을 통해서 대안을 찾아보는 것도 필요합니다. 설령 한두 번 참아줄 수 있을지라도 냄새로 인해 심리적인 스트레스를 받게 된다면, 결국 대인관계에도 영향을 줄 수 있기 때문이죠.

화장실이나 쓰레기 등의 악취는 심할 경우 잠자기 전 뇌를 각성시킬 수도 있으므로, 정기적으로 청소하고 비워주는 습관을 만듭니다. 이는 단지 숙면만을 위한 것이라기보다 개인의 위생과 면역 관리에도 분명 도움이 될 것입니다.

만약 3개 이상 'O'라고 답했다면, 침실 내 냄새 농도가 다소 높은 편이므로 수면뿐 아니라 삶의 질에까지 영향을 받을 수 있습니다. 특히, 침구에서 꿉꿉한 냄새가 나거나 침실 내에 곰팡이 냄새가 있다면 이는 수면과 더불어 다른 건강 문제로도 이어질 수 있으므로,[26] 정기적으로 침구를 갈아주고 세탁하며 실내 습도를 낮춰주기 위한 노력이 필요합니다.

습도를 낮추는 데에는 에어컨이나 제습기를 활용하는 방법이 있으며, 비교적 경제적인 방법 중에는 숯이나 커피 찌꺼기를 침실 한 곳에 비치해두는 방법도 있습니다. 만약 침실 내 냄새 요인이 복합적으로 많은 경우엔, 문제 요인의 근본적인 제거나 잦은 환기가 가장 효과적인 해결책이 될 수 있습니다.

하지만 어찌해도 사라지지 않는 악취가 있다면, 침실 내에 편안하고 기분 좋은 방향제나 아로마를 설치해보는 것도 좋은 대안입니다. 냄새 화학분자가 콧속 후각 수용체에 결합되어 냄새를 느끼는 원리이기 때문에 우선적으로 후각 수용체에 결합될 수 있는 좋은 향기의 원료를 악취보다 몸 가까운 곳에 두고자는 것이 요령입니다. 단, 이들은 지속적으로 향기를 뿜어내며 우리 몸에 영향을 주기 때문에 해당 제품(또는 원료)의 안전성과 인체 유해도 등을 꼭 사전에 점검한 후 사용하기를 권합니다.

#브레이너 제이의 최적의 숙면 환경 가이드

❶ 냄새의 원인 제거하기
습관적으로 익숙해진 냄새일 수 있지만, 매일 조금이라도 불쾌감을 받고 있다면 적극적으로 문제 원인을 찾아 해결해보세요. 화장실 하수구, 생활 쓰레기, 곰팡이 등 냄새의 근원을 제거해보세요. 만약 함께 생활하는 사람이 냄새의 원인을 만들고 있다면, 진솔하게 마음을 열고 소통하여 대안을 찾아보기 바랍니다.

❷ 마음이 편안해지는 향 비치하기
냄새의 원인을 해결하기 어렵다면, 머리맡이나 (향이 너무 세다면) 침실 내 살짝 거리를 두어 기분이 좋아지고 심신이 릴랙스되는 아로마 제품을 비치해보세요. 악취로 인한 스트레스를 기분 좋은 무드로 변화시키는 데 도움이 될 거예요. 단, 향료나 제품의 안전성을 사전에 반드시 체크하기 바랍니다.

❸ 냄새에 대한 인식 전환하기

사실 독성이 있거나 위험한 가스가 누출되는 상황이 아니라면, 일반적인 생활 악취들은 그 자체로는 인체에 크게 해롭지 않을 수 있습니다.[27] 다만 심리적·정서적인 스트레스 때문에 자율신경계와 면역계 등에 문제를 유발할 수 있습니다.[28] 따라서 냄새에 대한 보다 유연한 인식과 수용의 관점이 스트레스가 가중되어 수면을 방해하는 것을 막을 수 있습니다. 기본적으로 냄새는 가장 빠르고 예민한 감각 자극인 만큼, 후각 신경은 3~5분 이내로 냄새에 순응하게 됩니다. 이는 지속적인 악취로부터 우리를 보호하기 위한 생물학적 방어기제이기도 합니다.[29-31] 이 사실을 이해한다면, 냄새에 대한 지나친 걱정이나 불안, 불쾌감 반응들이 필요 이상으로 일어나지 않도록 스스로 안심시켜주는 노력도 중요합니다.

너무 건조하거나
습한 침실 공기

#장마철 습기 가득한 침실

#겨울철 건조한 방안

#바닷가 펜션의 습한 객실

#습도 높은 동남아의 숙소

#장시간 난방기 사용으로 건조해진 공기

#습식 사우나와 건식 찜질방

침실 환경 때문에 잠 못 드는 밤

공기 중 습도는 극단적으로 습하거나 건조한 환경만 아니라면, 빛이나 소음 등에 비해 수면에 큰 불편감을 주진 않습니다. 하지만 습도가 어떠한 방식으로 우리 몸에 영향을 줄 수 있는지에 대해서는 상식적으로 이해할 필요가 있습니다.

먼저 공기 중에 포함되어 있는 수증기 입자들의 양을 '습도'라고 정의합니다. 즉, 습도가 높다는 것은 공기 속에 떠 있는 수증기량이 많다는 뜻으로, 습식 사우나나 장마철, 동남아 여행지 등에서 경험한 것처럼 우리 몸의 피부를 끈적거리게 만들고 숨을 쉬는 듯 안 쉬는 듯 답답하게 만듭니다.

호흡과 면역, 체온 조절에 중요한 습도

습도가 높으면 왜 호흡이 답답해질까요? 이는 공기 중에 떠 있는 수증기의 밀도가 높아지면서 농도 차에 의해 호흡 과정에서 이동되는 산소와 이산화탄소의 교환을 방해하게 되고, 먼지나 작은 오염 입자들이 수증기와 함께 공기 중에 떠 있게 되어 더욱 무겁고 탁한 숨을 쉬게 되기 때문입니다.[32] 여기에 더해,

높은 습도가 폐 속 신경계를 자극함으로써 공기가 드나드는 통로인 기도를 수축하게 만듭니다.[33-35] 물 입자들이 과하게 기도 안에 드나들거나 머물지 못하도록 말입니다.

반대로 습도가 너무 적어져 건조해지는 것도 우리 호흡기에 문제를 낳고 면역력을 떨어트릴 수 있습니다. 일반적으로 코부터 기관지 전반에 걸쳐 점액이 항상 분비되어 끈적이는 상태로 유지되는 점막Mucous membrane층이 있는데, 공기가 너무 건조할 경우 이 점막층이 쉽게 마르게 됩니다.

점막은 점성이 있는, 즉 끈적이는 액체로 덮여 있어 외부의 오염물질이나 먼지, 세균과 바이러스 등이 몸속 깊이 침투하지 못하도록 묶어놓는 일종의 최전방 방어 역할을 합니다. 따라서 점막층이 마를 경우 외부의 이물질로부터 감염 확률이 높아질 뿐 아니라, 체내 알러지 반응이나 천식의 위험도 높아질 수 있습니다. 또 건조하고 차가운 공기가 기도 주변의 근 수축을 일으켜 호흡하는 것을 어렵게 만들 수 있습니다.[36]

어떤 경우라도 호흡이 힘들어지면 숙면을 취하는 데에도 영향을 줍니다. 수면 중 코골이나 무호흡증이 더 심해질 수도 있으며, 불편한 호흡이 잦은 깸을 만들고 잠을 방해하여 수면의 질을 떨어트릴 수도 있기 때문입니다.[37]

한편 호흡 이외에도 습도와 건조함 정도가 몸에 미치는 영향은 다양한데, 수면과 관련해 습도가 중요한 또 다른 원인은 몸의 체온 유지와 관련이 있습니다. 우리의 몸은 전신 피부에 분포해 있는 땀구멍을 통해 땀을 배출함으로써 체온을 유지하는 특징을 갖고 있습니다. 비열이 높은 물 입자의 특성 덕분에 땀을 배출하는 것이 체열 발산에 가장 직접적이고 효과가 빠르기 때문입니다.

그런데 잠에 드는 과정에서는 체온이 낮아져야 깊은 잠으로 들어갈 수 있기 때문에 이러한 땀 배출이 원활하게 이뤄지는 것이 중요합니다. 하지만 습도 높은 환경에서 잠을 자게 되면, 이미 공기 중에 밀도 높은 수증기량으로 인해 땀이 쉽사리 잘 배출되지 못하여 체온 조절에도 어려움을 겪게 됩니다. 즉, 깊은 수면으로 들어가는 데 방해를 받을 수 있다는 뜻이죠.[38]

반면, 너무 건조한 환경에서는 앞서 언급한 호흡 문제와 면역계 문제, 피부 건조증 등의 증상으로 인해 수면의 질에 부정적인 영향을 미칠 수 있습니다.

침실 내 습도로 인해 잠 못 드는 당신을 위한 수면 코칭

다음의 질문들 중 각각 해당되는 것에 'O', 해당되지 않는 것에 'X'라고 답해보세요.

질문	O	X
침실 내부가 많이 건조한가요?		
침실 내부의 공기가 많이 습한가요?		
피부에 끈적거림이나 간지럽고 불편한 느낌이 있나요?		
숨이 왠지 답답하게 쉬어지는 느낌이 있나요?		
잠자기 전에 코가 자주 막히나요?		
수면 중에 땀을 많이 흘리나요?		
수면 전이나 도중에 기침을 자주 하나요?		

만약 1개 이상 'O'라고 답했다면, 한밤중 습도로 인해 수면의 질에 영향을 받을 가능성이 다소 있습니다. 침실 내부가 너무 건조하다면, 젖은 수건이나 빨래 등을 널어놓고 자는 방법이 있으며 가습기를 사용해보는 것도 좋습니다. 단, 수증기와 함께 먼지나 곰팡이 포자, 화학물질 등이 호흡기에 들어올 수 있으니 평상시 가습기의 안전성과 위생을 잘 점검해주며 침실 내부를 청결하게 관리하도록 합니다.

반대로 너무 습한 환경이라면 에어컨이나 제습기, 숯이나 커피 찌꺼기 등을 활용해보기 바랍니다. 또 식물을 키우거나 습기를 먹고 사는 이끼류를 들여 놓는 방법도 실내 습도 조절에 도움을 줄 수 있습니다.

만약 3개 이상 'O'라고 답했다면, 한밤중 습도로 인해 수면의 질 저하뿐만 아니라 호흡계와 면역계, 피부 질환까지도 생길 가능성이 있습니다. 미국 환경보호청이 제시하는 공식 가이드라인에 따르면, 가장 이상적인 침실 내 습도는 약 30~50퍼센트 정도로 권장하고 있고 몇몇 연구들에서는 권장 최대치 습도를 60퍼센트로 설정하고 있습니다. 즉, 침실 내 습도가 30퍼센트보다 낮을 경우 너무 건조한 상태로 정의되며, 60퍼센트보다 높으면 너무 습한 것으로 간주됩니다.[39] 이런 경우들에는 모두 수면과 생활의 질에 문제를 낳을 수 있으므로, 앞에서 추천한 것처럼 다양한 가습 및 제습 방법들을 활용하여 침실 내 습도 환경 개선에 적극적으로 신경을 써보기 바랍니다.

#브레이너 게이의 최적의 숙면 환경 가이드

❶ 실내(침실) 습도는 40~50퍼센트로 유지하기
가습기나 에어컨 등 전자제품의 도움을 받을 수 있다면, 실내 습도를 측정하여 40~50퍼센트로 유지하는 것이 가장 이상적입니다. 그렇지 않을 경우, 피부에 끈적거림 정도나 습도 및 건조함으로 인한 주관적인 불편감을 체크해보고 아래의 조치들을 취하는 것도 괜찮습니다.

❷ 높은 습도를 낮추기
제습기, 에어컨, 선풍기와 같은 전자기기를 활용해볼 수 있고, 숯이나 굵은 소금, 커피 찌꺼기 등을 습기가 주로 많은 곳에 놓아두는 방법도 있습니다. 또는 비교적 저렴한 습기제거제를 구입하여 실내 이곳저곳에 비치하거나, 실

내 식물을 키우는 방법도 습도 조절에 도움이 될 수 있습니다.

❸ 건조함 해결하기

먼저 가습기를 통해 건조함을 해결하는 방법이 가장 간편하며, 어려울 경우 머리맡에 젖은 수건을 걸어놓거나 큰 그릇에 물을 떠놓고 잠을 자는 방법이 있습니다. 또 가습 효과가 있는 식물을 키우거나 실내에서 많은 양의 물을 끓이는 방법도 대안으로 고려해볼 수 있습니다.

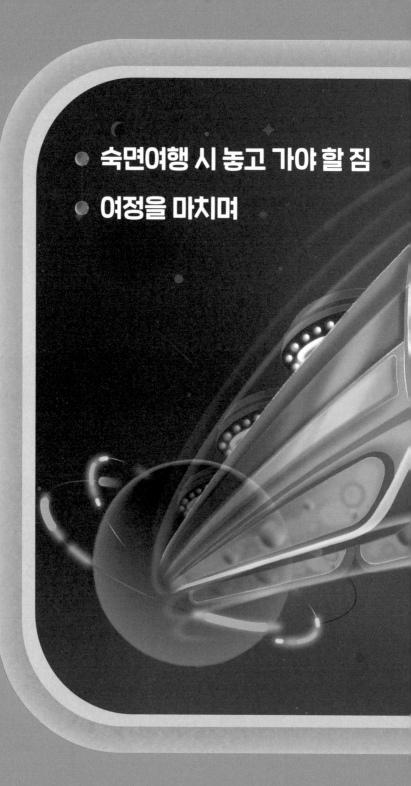

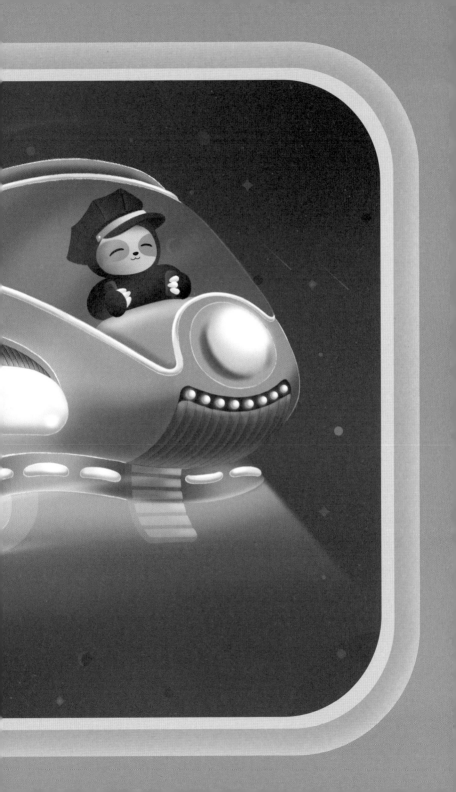

◖

숙면여행 시 놓고 가야 할 짐

띵―동―.

안녕하십니까 숙면여행자님, 저는 기장 나무늘보입니다. 저희 포톤트레인은 광자Photon 에너지로 이동하며, 1초에 약 30만 킬로미터를 달리는 우주에서 가장 빠른 열차입니다. 매일 밤 당신을 숙면여행지로 안전하게 모시고 있으며, 여행지에서 지켜야 할 몇 가지 '숙면여행 시 주의사항Caution'에 대해서도 방송을 통해 안내해드리고 있습니다. 지직… 지이익…. (스피커 잡음)

혹시 당신의 숙면여행 중에 불만족스럽거나 어렵게 느껴지는 부분이 있었나요? 그렇다면 '짐'이 너무 무겁기 때문일지도 모릅니다.

만약 당신이 어딘가로 여행을 할 때, 등에 무거운 짐을 잔뜩 짊어지고 양손에도 물건을 한가득 든 채 가면 어떻게 될까요? 그 여행은 결코 편안하고 유쾌할 수 없을 겁니다. 어쩌다 한두 번이라면 여행의 즐거움으로 불편함마저 잊을 수 있을지 모르지만, 결국엔 불편한 짐 때문에 온갖 통증과 땀으로 뒤범벅된 채 녹초가 되어 하루를 마무리하게 될 겁니다. 결코 바람직한 여행자의 모습은 아닌 셈이죠.

마음의 짐을 내려놓기

숙면여행도 이와 같습니다. 매일 밤 이어지는 숙면여행 여정에서 편안하고 행복한 숙면을 누리고자 한다면 마음속, 또 삶 속에 짊어진 무겁고 불편한 짐들을 내려놓아야만 가능합니다. 여행 시 꼭 필요하지 않은 짐들이라면 더더욱 말이죠.

생각이란 짐, 감정이란 짐, 과거의 상처나 미래의 계획이란 짐, 또는 사회적 책임과 부담의 짐, '이래야 한다, 저래야 한다' 같은 여러 강박과 기준의 짐 등. 이 짐들은 당신의 의식이 자유롭게 이동하며 편안한 휴식으로 들어가는 데 걸림돌이 됩니다. 어쩌면 삶에 필수품처럼 느껴지는 짐들도 있겠지만, 적어도 잠에 드는 이 순간만큼은 어떠한 예외도 없습니다. 하루 중 당신의 지친 마음을 회복하고 에너지를 충전하는 가장 중요한 시간이니 말이죠.

여기엔 그리 대단한 조건도 필수품도 필요 없으며, 모든 삶의 무게에서 해방된 당신의 온전한 의식만으로 충분합니다. 만약 잠에 드는 순간까지도 붙잡고 있는 마음의 짐이 있다면, 그것은 당신의 자유로운 의식을 가두는 족쇄가 되어 잠으로 드는 과정을 방해하고, 설령 잠에 들어도 불편감에 뒤척이며 잠을 깨게 만들 수 있는 것입니다.

참된 숙면여행을 위한 세 가지 약속

간혹 '왜 이렇게 나의 삶은 고된 걸까?' '삶이 너무 지치고 힘들어'란 생각에 사로잡힌다면, 도대체 무엇이 실제로 당신을 그토록 불행하고 고통스럽게 만드는지를 살펴볼 필요가 있습니다. 그것도 아주 냉철하게 말입니다. 어쩌면 시커먼 먹Inkstick을 손에 매일 쥐고 살아가면서, 왜 이렇게 나의 손이 시꺼멓고 온몸이 새까만 먹칠이 되는지를 하소연하는 것과 비슷한 상황인지도 모릅니다.

삶의 고됨과 지침은 외부의 요인 때문일 수도 있지만, 근원적 차원에서는 나의 내면에서 비롯되었거나 불필요하게 키워진 고통인 경우가 많습니다. 설령 바깥에서 시작된 문제일지라도 결국 내면에서 잘못 해석되거나 수용하지 못함으로써 생기는 부적응, 끊임없이 현실에 저항하며 이룰 수 없는 이상에 집착하는 괴리감(갈등), 과거와 미래 속에 시간을 허비하며 단 한 순간도 현재를 살아가지 못하는 통제불능 같은 것들 때문입니다. 당신의 마음속에 매일같이 짊어지고 살아가는 짐들은 무엇이 있나요? 특히 하루의 끝에서, 편안한 숙면을 준비하는 이 시간까지도 말입니다.

매일 밤 아래 세 가지의 덕목을 토대로, 현재 당신이 숙면여행 가이드를 실천하며 놓치고 있는 점은 없는지 스스로 점검해보기 바랍니다. 사실 꼭 수면을 위한 것이 아니더라도, 당신의 일상을 살아가는 과정에서도 새겨볼 만한 매우 유용한 덕목들입니다. 각 덕목의 내용은 미국 하버드의대 부속 코칭연구소의 코칭에 관한 가이드라인과 매사추세츠의대 명예교수 존 카밧진 박사의 '7가지 마음챙김 자세 7 Attitudes of Mindfulness'를 참고하여 작성되었습니다.

1. 나 자신에게 100퍼센트 정직한가요?

진정한 변화와 성장은 '정직함'을 전제로 합니다. 다른 누구도 아닌, 적어도 나 자신에게는 온전히, 솔직하게 오픈하고 있는지를 먼저 확인해보세요. 삶 속에 어떠한 문제가 있다면 이를 알아차리고 인정할 수 있는 용기, 무거운 마음속 짐들이 있다면 스스로 마주할 수 있는 정직함이 필요합니다. 바로 이것이 모든 삶의 변화와 치유를 만드는 기틀이 됩니다. 특히, 숙면여행의 과정 속에는 많은 '물음(자기 고찰)'의 기회가 있습니다. 자신을 향한 이 물음들은 스스로를 오픈할 수 있도록 도우며,

자신의 상태를 깊이 인식할 수 있는 기회를 제공합니다. '나'에 대한 완전한 정직함으로 임해보세요!

2. 더 나은 '나'로 변화하기 위한 의지가 있나요?

'정직'이 변화를 낳는 토양이라면, '의지Willingness'는 변화를 위한 거름입니다. 정직과 의지 속에 피어나는 씨앗이 바로 당신 자신이죠. 사람은 변화하고 성장하고자 하는 의지만큼 실제로 그 차이를 만들어 낼 수 있습니다. 시간이 다소 걸릴지라도, 주체적인 의지가 있다면 변화와 성장은 반드시 일어납니다. 단, 여기서 말하는 의지는 자기 자신을 채찍질해가며 투쟁Striving하는 것을 말하지 않습니다. 보다 근원적이고도 순수한 본래의 성장을 위한 욕구를 말합니다. 꽃을 피우고 열매를 맺기 위한 자연의 의지처럼, 더 나은 '나'로 나아가기 위한 성장 측면에서의 의지이죠. 현재의 순간과 이미 가지고 있는 것들을 부정하며 좇는 언젠가의 막연한 이상이 아니라, 현재의 순간을 온전히 포용한 채 한 걸음 더 나아가기 위한 결심인 것입니다. 그러한 변화의 과정을 오롯이 인내하고 신뢰함으로써 말이죠. 만약 현재 당신이 해결하고픈 수면이나 생활의 문제가 있는데 그것이 잘 해결되지 않고 있다면, 그것에 대한 당신의 순수의지가 얼마나 되는지를 진실되게 물어보기 바랍니다.

3. 하루의 끝에서, 삶의 기준과 욕심들을 잠시 내려놓을 수 있나요?

삶의 기준은 우리의 삶을 세우는 중심이 되기도 하지만, 때때로 분별과 평가의 잣대가 되기도 합니다. 이 같은 잣대를 통해, 자기 자신 혹은 주변 사람들을 다그치거나 비난하기도 하며 더 나은 것을 바라는 마음(기대심)을 품음으로써 좌절과 실망을 경험하기도 합니다. 그리고 요즘처럼 사회적, 윤리적, 직업적, 그리고 개인적 기준 등 다양한 기준들의 무게 속에서 살아가는 현대인들은 마치 수많은 짐을 짊어진 것처럼 억눌리고 통제된 느낌을 받기 쉽습니다.

이를테면, '성공이란 이런 것이야. 잠은 사치야. 돈이 많아야 행복할 수 있어. 세상은 원래 불공평해' 같은 성공에 대한 기준들과 '주변에 욕먹지 않으려면 이렇게 행동해야 해. 직급상 나는 이렇게 보여야 해. 연인이라면 마땅히 이래야 해. 부모라면 적어도 그 정도는 해줄 수 있어' 같은 인간관계에 대한 기준들로 인해 의식이 더 경직되고 삶이 무거워질 수 있다는 말입니다. 또는 '나는 몸이 원래 약해. 난 뚱뚱하고 못생겼어. 나는 남들보다 특출 나게 잘하는 게 없어. 내가 바라는 건 늘 안 됐어. 이것 없이는 난 숙면 못해' 같은 자아상Self-image도 자기 자신에 대한 기준에 포함됩니다.

그런데 언젠가부터 우리 자신을 더 발전시키기 위해 세운

293

이러한 기준들은 뿌리 깊은 신념으로 변화되어, 우리가 의식하지 못하는 상황에서도 우리의 인식과 행동에 영향을 주게 되었습니다. 그러곤 한밤중 잠에 들려는 우리의 의식을 붙잡는 무의식적 긴장의 끈이 되는 것이죠. 만약 '나는 돈이 많은 부자야. 하지만 내 돈을 탐내는 사람이 너무 많아. 나는 한시도 안심할 수 없어. 만약 내 돈이 없어지면 나는 살기 힘들 거야'라는 일련의 신념들을 가지고 있는 사람이 있다면, 그에겐 밤에 깊은 잠을 자는 것만큼 불안한 일이 또 없을 겁니다. 잠에 들었다가도 본인의 재산을 확인하기 위해 수시로 깨어나거나, 잠들지 않기 위해 두 눈 부릅뜨고 밤을 지새울 테니 말이죠.

잠시나마 삶의 기준과 욕심들을 내려놓는 방법으로 '초심자의 마음 Beginner's mind 되찾기'가 있습니다. 즉, 내가 얼마나 대단한 사람이든, 또는 얼마나 부족한 사람이든, 어떤 직업을 갖고 있고 어떤 책임과 급박한 상황에 놓여 있든, 본래 아무것도 가지지 않았던 초심의 상태로 돌아가보는 연습인 겁니다. 아무리 대단한 권력자이고 사업가일지라도, 엄마 배 속에서부터 그러한 관념과 기준들을 갖고 태어난 사람은 단 한 사람도 없습니다.

세상에 처음 나와 온갖 가능성과 호기심만으로 가득했던 때처럼, 아무 조건 없는 본연의 '나'로 돌아가 하루를 마무리해보기 바랍니다. 어떤 마음의 짐도, 삶의 무게도 당신을 짓누르거나 온전한 휴식을 방해하진 못할 겁니다. 본래부터 짊어져 온 것들은 아니었으니까요. 언제든 당신이 원한다면, 잠시라도 내려놓을 수 있는 것들입니다. 이러한 인식이 진정으로 당신의 삶 속 수많은 기준과 이름(타이틀), 욕심 이전에 존재하는 본래의 '가치Value'인 것입니다.

이렇게 하루의 끝에서 하나씩 비워내고 나면 그 끝에 남아 있는 것은 더 이상 원인 모를 두려움이나 불안함 따위가 아니라, 극한의 평온감과 자연스러움 속에 숨쉬는 자기 자신이라는 사실을 깨닫게 될 것입니다. 초심자의 마음으로 하루를 마무리해보세요. 그 어떤 중요한 짐도 잠시 내려놓고 말입니다. 그럼 당신의 수면의 질도, 삶의 질도 완전히 변화되어 있을 겁니다.

여정을 마치며

'나'에 대한 관심과 호기심으로

여정을 시작하며 이야기하였듯, 이 책에서 다뤄진 숙면여행의 내용들은 그리 대단하고 특별한 것들은 아닙니다. 또 우주 과학처럼 복잡하고 전문적이며 심오한 철학도 아닙니다. 지극히 일상적이고 단순하면서도, 가장 자연스러운 것에 대한 내용일 뿐입니다. 즉, 지구상에 생물들이 수십억 년간 마땅히 누려온, 또 인간이라면 누구나 본래부터 지녀온 '잠'에 대해 되찾아가는 과정인 것입니다. 아마 이보다 더 자연스럽고 단순한 여정은 없을 겁니다.

하지만 그토록 자연스럽고 본능적인 잠을 어그러뜨릴 만한 삶 속 부자연스러운 요인들이 존재하기 때문에, 이들을 하나씩 발견해가며 제 위치로 돌려놓는 노력이 필요합니다. 대체 어떤 생활습관이 또는 어떤 마음의 상태가 이 같은 자연스러움에 대항하는 저항력으로 작용하는지 말입니다. 그리고 이를 발견하기 위한 가장 현실적인 방법은 지속적인 관심과 호기심을 갖는 것입니다. 관심 가는 사람이 생기면, 그 사람에 대해 더 알고 싶고 궁금하고 호기심이 생기는 것처럼 말입니다. 사실 우리는 '나 자신을 사랑하세요Love myself' 같은 말을 많이 들어왔지만, 이젠 다소 상투적으로만 들릴 뿐 어떻게 나를 사랑해야 하는지에 대해서는 잘 모르는 경향이 있습니다.

이러한 추상적인 표현을 가장 현실적으로 실천해보는 방법이 바로 '나'에 대한 혹은 내가 가진 문제에 대한 지속적인 관심과 호기심을 갖는 것이며, 더욱 구체적인 행동으로는 바로 '관찰Observation'과 '질문Inquiry'을 통해서입니다. 스스로를 관찰하고 기록하며, 하루에도 몇 번씩 또는 적어도 취침 전 단 한 번이라도 자신에게 질문하는 습관을 갖는 것이 우리의 여정에 가장 중요한 첫걸음입니다. 사실 관찰과 질문이 갖는 힘은 우리가 생각하는 것보다 훨씬 더 크고 강력하기 때문에, 어쩌면 본 여정의 첫걸음이자 전부일 수도 있습니다. 예를 들어, 수면에 문제가 있고 수면을 개선하고자 하는 마음이 진심이라면, 당장 자신의 생활 속에서 어떠한 불편한 마음들이 있고 고통을 만들어내는 부자연스러운 생활습관들이 있는지를 관찰하고 질문해보며 기록해보세요. 그리고 매일이든, 매주이든 정기적으로 자신의 상태가 어떻게 변화되고 있는지를 추적하며 이해하는 것입니다. 부담 없이 '한 달에 딱 한 가지 부정적인 생각을 바꿔보자'라는 마인드로 시작해도 충분합니다. 문제의 출발점이 우리 자신에게 있기 때문에, 문제에 대한 해답 또한 자기 자신에게 있다는 사실을 기억해주세요.

숙면여행의 진정한 목적

아마 잠을 잘 못 자서 지푸라기라도 잡는 심정으로 이 책을 처음 읽게 된 사람도 있을 겁니다. 하지만 재미있게도, 단지 잠을 잘 재워주는 데 목적이 있는 책이 아니란 사실도 조금씩 알게 될 겁니다. 왜냐하면 '수면'이란 것에 대해서는 애초부터 가르치고 배워야 할 것이 사실 없기 때문입니다. 마치 숨을 쉬는 법과 앉거나 서는 법, 음식을 씹어 삼키고 소화하는 법을 애써 배워야 할 필요가 없듯이 말입니다.

이러한 이유로 숙면여행의 무대인 솜니버스와 그 속에 존재하는 솜니아는 오로지 당신의 여정을 도와주는 배경일 뿐입니다. 더 중요한 것은 숙면여행의 주체인 당신 '자신'입니다. 본 여정이 당신의 이야기로 시작하여 당신의 이야기로 끝이 나기를 희망합니다. 어떠한 본인만의 이유로 잠을 못 자던 상태가 출발지라면, 그 이유가 무엇이었는지 매일 밤 어떤 출발지에 주로 놓여 있었는지를 당신의 이야기로 시작해보는 겁니다. 그러곤 당신의 삶 속에서 균형 잃은 요인들을 회복하는 과정을 통해 숙면과 본연의 자연스러움을 되찾게 된다면, 그 담대한 여정 속에서 무엇을 깨달았고 어떻게 숙면이란 도착지에 도달하게 되었는지에 대해 당신의 이야기로 끝을 내보는 겁니다.

　모든 여행에서 가이드는 여행자의 여정을 함께할 순 있어도 경험을 대신해줄 수 없고, 여정의 끝을 강제로 이어나갈 수 없듯이, 당신의 숙면여행 속에서 발견한 것들을 스스로 기록해보며 최종 도착지에 도착하는 그날까지 여정의 끈을 이어나가보기를 바랍니다. 이러한 의미에서, 책의 남은 페이지들은 당신을 위해 남겨 놓습니다.

감사하고 또 감사하며,
당신의 숙면여행을 진심으로 응원하는
브레이너 제이

1. 최근 한 달 동안의 주요 출발지

평소 주로 어떤 상태와 증상으로 잠을 못 이루나요?

2. 최근 한 달 동안의 여정을 통한 발견

생활 속 부자연스러운 습관과 마음을 불편하게 만드는 것이 무엇이고,

그 원인은 무엇인가요?

3. 다가올 한 달 동안의 다짐과 행동 플랜

변화를 위한 다짐 한 문장과 구체적인 실천 계획은 무엇인가요?

(매주 1개씩 또는 한 달에 3개 이하로)

4. 숙면여행 도착지에서의 소감

숙면과 건강한 마음 또는 본연의 '나'를 되찾는 여정에서 느낀 점이

무엇인가요? 또는 '나'를 칭찬하는 편지를 써보세요.

부록

★ 숙면여행의 과학적 원리

★ 함께 보면 좋은 콘텐츠

★ 참고문헌

숙면여행의 과학적 원리

숙면여행은 '사람들의 숙면과 마음건강, 평화로운 삶을 되찾는 여정'이란 의미를 담고 있는 의식의 여행입니다. 매일 밤(시간), 방 안(공간)에 누워 잠이 오지 않는 상태를 경험하고 있는 사람에게 현실에서 잠시 벗어나 편안한 마음과 휴식, 숙면을 경험할 수 있도록 안내하는 여정인 것이죠. 이 과정에서 그 사람의 의식은 의미 있는 시간과 공간, 상태의 변화를 모두 경험하게 되므로, 참된 의미에서의 '여행'을 하는 것입니다.('여행'이란 단지 물리적인 이동이 아닌, '의미 있는 경험'이 전제된 이동 또는 변화라는 관점에서)

숙면여행 중 나무늘보(여행 가이드)가 안내하는 여정은 크게 수면 명상BSM, 수면 사운드BSS, 수면상태 동조화BES, 그리고 수면 코칭BSC-DSC 등이 있습니다. 개인의 상태에 따라, 근본적으로 필요한 여정이 무엇인지를 이해하고 그에 맞는 여행을 계획하여 안내하기 위해서입니다.

사람들의 안전하고 효과적인 여행을 안내하기 위해 모든 숙면여행의 가이드와 콘텐츠는 '근거 기반 가이드(또는 근거 기반 콘텐츠)'의 원리로 제작되고 있습니다. 1991년 캐나다 맥마스터대학의 고든 헨리 박사가 최초로 '근거 기반 의학Evidence-Based Medicine'이라는 제목의 논문을 발표한 이후, 1993년부터 미국 의사회 잡지에 근거 기반 의학에 관한 시리즈 논문이 게재되기 시작하면서 다양한 분야로 확장된 개념입니다. 2020년, 미국 하버드대학 T.H. 챈 보건대학원의 타일러 반데르빌레 교수가 '근거 기반 가이드Evidence-Based Guide'라는 용어를 사용해 논문을 게재한 바 있고, 전반적인 헬스케어 및 임상의 영역에서는 '근거 기반 실무/수행Evidence-Based Practice'이라는 내용으로 더 보편화되어 활용되고 있습니다. 이 개념에서 가장 중요한 3가지 요소는 ①최신 과학적 근거와 ②전문가의 경험 및 기술력, 그리고 ③사용자/환자의 기호 및 가치입니다.

근거기반 숙면여행 가이드, BSMR

BSMRBedtime Sleep Meditation Routine, 줄여서 BSM은 2018년부터 브레이너 제이가 직접 창안하고 설계해온 숙면여행의 주요 근거 기반 숙면 가이드입니다. 수면의학에서는 이완 요법Relaxation techniques으로도 알려진 BSM 콘텐츠는 한 편당 제작되는 데 최소 10여편의 연구 문헌 및 논문들이 참고가 되고 의학적 검토를 거쳐 개발이 되고 있습니다. 현재까지 국내 1차, 2차, 3차 의료기관들에서 임상연구 중인 디지털치료제에 주요 콘텐츠로 제공되어 왔으며, 실제 임상 현장에서 불면증 환자를 대상으로 하는 인지 행동 치료의 이완 요법 콘텐츠로도 활용되고 있습니다. 더불어 국내 유수 대학병원들과의 협력을 통해, 메타버스 환경에서의 BSM 효능에 대한 연구, 채널 구독자 441명을 대상으로 한 서베이 연구 등 지속적으로 효과성을 검증하며 발전시키고 있습니다.

BSM의 과학적 원리는 기본적으로 '심신중재Mind-Body Intervention' 또는 '심신훈련Mind-Body Training'이라 불리는 마음챙김, 명상요법, 호흡요법, 심상요법, 근이완법, 자율훈련 등의 방법들을 바탕으로 합니다. 미국 하버드의대 심신의학Mind-Body Medicine 교수이자 매사추세츠종합병원 심장내과 전문의였던 허버트 벤슨 박사가 오래 전 명상에 대한 연구를 통해 우연히 발견하게 되면서 세간의 이목을 집중시킨 '이완 반응Relaxation response'이 BSM의 주요 효과입니다. 심신중재MBI는 지난 몇 년간 현대의학의 한 부분으로 빠르게 자리를 잡아오게 되었는데, 대표적으로 미국 국립보건원 산하 국립보완통합의학센터가 설립되면서 다양한 보완 의학/통합 의학적 치료법들에 대해 연구와 보급이 진행되었기 때문입니다.

특히, 의학적으로는 스트레스 관련 질병들에서 크게 호전 효과가 있는 것으로 많은 연구들이 축적되어 왔는데, 특히 하버드의대 심신의학에서 소개한 심신중재의 치료적 대상은 다음과 같습니다. 중독, ADHD, 불안장애, 천식, 자가면역질환, 만성통증, 크론병, 심혈관계 질환, 우울장애, 공황장애, 피로, 당뇨, GERD, 모발손실, 포진, 폐경기의 전신열감, 고혈압, 과민성 대장증후군, 불임, 불면증, 턱관절장애, 기억력장애, 편두통, 비만, 신경질환, 파킨슨병, PTSD, 간질, 이명 등.

BSM 외에도, BSS나 BES 등 다양한 숙면여행 가이드에서는 근거기반 방법론이 적용되어 콘텐츠가 연구개발 되어왔습니다. BSS Bedtime Stories and Soundscapes 는 쉬운 용어로 '수면 전문 사운드'라 불리는데, 심상 유도Guided Imagery의 원리를 바탕으로 보다 수동적으로 사용성을 높이면서 몰입력과 심상의 효과를 극대화하기 위한 다양한 사운드스케이프로 구성됩니다. 여기에 수면 친화적인 음악과 사운드 소스를 뮤직테라피와 사운드 인터벤션에 관한 연구 근거들을 토대로 하여 자체 제작한 후 효과성을 검증하고 있습니다. 수면다원검사를 통해 선호하는 수면 사운드와 비선호하는 수면 사운드 간에 효과성의 차이를 검증하는 연구부터, 이명과 불면증을 동반한 환자를 대상으로 이명 및 수면 개선의 효과를 검증하는 연구 등이 대표적입니다. 이러한 숙면여행 가이드의 연구들은 2023년 세계수면학회, 대한수면연구학회 등에 실려 우수 학술상을 수상하기도 하였습니다.

수면 코칭, 좋은 질문을 통해 좋은 해답을 얻는 여정

서양 의학의 아버지이자 성인이라 불리는 히포크라테스Hippocrates는 이렇게 말했습니다.

"한 사람을 치유하고자 한다면, 제일 먼저 그에게 이같이 물으십시오. 당신의 삶 속에서 문제를 만드는 원인에 대해 내려놓을 의지가 있습니까?"

당연한 사실이지만, 변화를 꿈꾼다면 변화 속에 오롯이 뛰어들어야만 가능합니다. 쉽게 말해, 살을 빼려면 살을 찌우는 습관을 내려놓는 것이 필수이고, 마음이 평온하려면 마음을 괴롭히는 요인들을 내려놓아야 한다는 말입니다. 우리는 종종 "내 삶은 왜 이렇게 힘들까?" "왜 나만 이렇게 고통스러운 거야"라며 불평을 늘어놓을 때가 있습니다. 하지만 상황에 대한 인식과 평가는 잘 해도, 상황의 원인에 대한 인식과 개선의 노력은 부족할 때가 많습니다. 코칭Coaching은 기본적으로 이러한 과정을 훈련하는 것입니다. 내가 보지 못하는 문제 원인과 행동 방식에 대해 코치로부터 안내를 받거나 또는 스스로 자문자답과 성찰Self-enquiry을 통하여 룻코즈Root code를 탐색해가는 과정인 것이죠.

특정 정답(지식)을 가르치고 그것에 대한 학습을 목표로 하는 일반 교육과 달리, 코칭은 질문을 통해 시작되고 질문을 통해 완성됩니다. 정확한 정답을 알아도 사람이 바뀌지 않는 이유는 단지 행동하지 않아서가 아니라, 행동할 이유와 동기를 찾지 못해서 입니다. 질문은 모든 가능성을 열어놓고 물어보는 전략이기 때문에 보다 폭넓은 사고와 '나'의 내면으로의 깊은 탐험이 가능해집니다. 따라서, 여기엔 정해진 질문도 없습니다.

다만, 질문의 방향은 가능한 날카롭고 직관적이어야 합니다. 본인이 맹목적으로 믿어 왔던 믿음이 정말 당연한 것인지, 무의식적으로 행동해왔던 습관이 정말 그럴 수밖에 없는 것인지를 냉철하게 관통하여 물어보는 것입니다. 그렇게 함으로써, 근본적인 해결책을 발견하는 것이 가능합니다. 왜냐하면 모든 문제의 근원은 결국 내 안에 진정한 해답이 숨어 있기 때문입니다.

함께 보면 좋은 콘텐츠

DEPARTURE 1. THOUGHT

[BSM] 4-7-8 호흡 숙면가이드
- 대상: 잡념과 걱정이 많은 분, 심신이 긴장되고 마음이 불안한 분
- 기대효과: 자율신경 안정과 심신이완을 통해 수면에 도움이 됨
- 메디컬 리뷰 완료, 실제 병원의 불면증 치료 현장에서 활용
- 미국 국립수면재단, CNN 등에서 소개된 수면유도법
- 취침 전 10~15분, 자리에 앉거나 누워서 진행
- 영상 길이 6시간(기상 알람 없음)

DEPARTURE 2. STRESS

[BSM] 자율훈련(AT) 숙면가이드
- 대상: 스트레스가 많고 긴장도가 높은 분, 만성불면증이 있는 분
- 기대효과: 스트레스 해소, 심신이완을 통해 수면에 도움이 됨
- 메디컬 리뷰 완료, 실제 병원의 불면증 치료 현장에서 활용
- 미국수면의학회 권장 만성불면증 표준치료법
- 취침 전 15~20분, 자리에 앉거나 누워서 진행
- 영상 길이 6시간(기상 알람 없음)

[BSM] 긍정심리중재(PPI) 숙면가이드

- 대상: 중요한 시험을 앞둔 수험생 및 공시생
- 기대효과: 심리적 안정과 시험 멘털 강화, 자신감 극대화에 도움을 줄 수 있음
- 메디컬 리뷰 완료, 임상 논문 10편 기반
- 취침 전 10분, 자리에 앉거나 누워서 진행
- 영상 길이 6시간(기상 알람 있음)

[BSM] 지우개 심상(A-GI) 숙면가이드

- 대상: 긴장을 많이 하고 신경이 예민한 분, 몸에 통증이 있는 분
- 기대효과: 수면유도 및 긴장이완, 통증 완화에 도움을 줄 수 있음
- 실제 병원의 불면증 치료 현장에서 활용
- 취침 전 10~15분, 자리에 앉거나 누워서 진행
- 영상 길이 3시간(기상 알람 없음)

DEPARTURE 3. EMOTION

[BSM] 이마 셀프지압(DPT) 숙면가이드

- 대상: 근심이 많고 신경이 예민한 분, 마음이 불안한 분
- 기대효과: 자율신경 안정 및 불안 해소를 통해 수면에 도움을 줄 수 있음
- 실제 병원의 불면증 디지털 치료기기에 사용
- 취침 전 10분, 자리에 앉거나 누워서 진행
- 영상 길이 3시간(기상 알람 없음)

[BES] 심박-음악 동조화 사운드와 첼로 수면 음악

- 대상: 마음이 심란한 분, 심장이 빨리 뛰고 감정이 복잡한 분
- 기대효과: 심박 안정과 감정 해소를 통해 수면에 도움을 줄 수 있음
- 임상 논문 기반, 청각 비트 자극(ABS)
- 취침 20~30분 전부터 적당한 볼륨으로 틀어 놓기
- 영상 길이 6시간(기상 알람 있음)

DEPARTURE 4. LIFESTYLE

 [BSM] 메타인지중재(MCI) 숙면가이드

- 대상: 취침시간 지연행동이 있는 분, 취침 전 스마트폰 등 행동 조절 어려운 분
- 기대효과: 취침 전 행동 개선과 인지적 교정을 통해 수면에 도움을 줄 수 있음
- 임상 논문 19편 기반
- 취침 전 10~15분, 자리에 앉거나 누워서 진행
- 영상 길이 3시간(기상 알람 없음)

 [BSM] 체온조절 이완요법(TRT) 숙면가이드

- 대상: 손발이 차갑거나 머리가 뜨거운 분, 심장이 빨리 뛰고 심부 체온이 높은 분
- 기대효과: 심부체온 감소와 심박 안정을 통해 입면에 도움을 줄 수 있음
- 메디컬 리뷰 완료, 임상 논문 12편 기반
- 취침 전 10~15분, 자리에 누워서 진행
- 영상 길이 6시간(기상 알람 없음)

DEPARTURE 5. BEDROOM AMBIENCE

 [BSS] 브로드밴드 수면 사운드와 피아노 수면 음악
- 테마: 시원한 여름 밤 시골 집 마루 위에서 숙면
- 대상: 소음이 많은 환경에서 잠을 자는 분, 시골 분위기의 테마를 선호하는 분
- 기대효과: 주변 소음의 차단 및 심신 안정을 통해 수면에 도움을 줄 수 있음
- 임상 논문 기반, 미국 국립수면재단 추천 수면 방법
- 잠잘 때 적당한 볼륨으로 틀어 놓기
- 영상 길이 8시간(기상 알람 없음)

CAUTION.

 [BSM] 무애착 마음챙김(NAMP) 숙면가이드
- 대상: 머릿속이 복잡하고 마음의 짐이 많은 분
- 기대효과: 마음의 짐들을 내려놓고 근본적인 숙면에 도움이 됨
- 영국 국립보건임상연구원(NICE)이 권장하는 인지치료 내용 기반
- 취침 전 15분, 자리에 앉거나 누워서 진행
- 영상 길이 6시간(기상 알람 없음)

TOP3 숙면여행 시그니처 콘텐츠

 [BES] 수면 뇌파동조화 사운드-90분 사이클 버전
- 대상: 생각이 많고 마음이 불안한 분, 정신이 또렷해서 잠이 안 오는 분
- 기대효과: 신경 안정 및 뇌파 동조화를 통해 수면에 도움이 됨
 조회수 No.1
- 임상 논문 기반, 청각 비트 자극(ABS)
- 취침 10~15분 전부터 적당한 볼륨으로 틀어 놓기
- 영상 길이 9시간(기상 알람 있음)

[BSS] 심상유도기반 수면 사운드와 몽환적 수면 음악

- 테마: NASA 최첨단 수면실에서 회복 숙면
- 대상: 생각이 많고 마음이 불안한 분, 최첨단 분위기의 테마를 선호하는 분
- 기대효과: 심신 안정 및 기분 개선을 통해 수면에 도움이 됨
- 취침 10~15분 전부터 적당한 볼륨으로 틀어 놓기
- 영상 길이 6시간(기상 알람 있음)

조회수
No.2

[BSS] 심상유도기반 브로드밴드 수면 사운드

- 테마: 1만 미터 상공, 밤 비행기 1등석에서 숙면
- 대상: 생각이 많고 마음이 불안한 분, 소음이 많은 환경에서 잠을 자는 분, 비행기 객실 분위기의 테마를 선호하는 분
- 기대효과: 주변 소음의 차단, 심신 안정 및 기분 개선을 통해 수면에 도움을 줄 수 있음
- 잠잘 때 적당한 볼륨으로 틀어 놓기
- 영상 길이 7시간 30분(기상 알람 있음)

조회수
No.3

REFERENCES

☾

참고문헌

DEPARTURE 1. THOUGHT

1. Rasch, B., & Born, J. (2013). About sleep's role in memory. Physiological reviews, 93(2), 681–766.
2. Klinzing, J. G., Niethard, N., & Born, J. (2019). Mechanisms of systems memory consolidation during sleep. Nature neuroscience, 22(10), 1598–1610.
3. Girardeau, G., & Lopes-Dos-Santos, V. (2021). Brain neural patterns and the memory function of sleep. Science (New York, N.Y.), 374(6567), 560–564.
4. Raichle M. E. (2015). The brain's default mode network. Annual review of neuroscience, 38, 433–447.
5. Chai, X. J., Ofen, N., Gabrieli, J. D., & Whitfield-Gabrieli, S. (2014). Development of deactivation of the default-mode network during episodic memory formation. Neuroimage, 84, 932-938.
6. Kaefer, K., Stella, F., McNaughton, B. L., & Battaglia, F. P. (2022). Replay, the default mode network and the cascaded memory systems model. Nature Reviews Neuroscience, 23(10), 628-640.
7. Hartmann E. (1998). Nightmare after trauma as paradigm for all dreams: a new approach to the nature and functions of dreaming. Psychiatry, 61(3), 223–238.
8. Wuyts, J., De Valck, E., Vandekerckhove, M., Pattyn, N., Bulckaert, A., Berckmans, D., Haex, B., Verbraecken, J., & Cluydts, R. (2012). The influence of pre-sleep cognitive arousal on sleep onset processes. International journal of psychophysiology : official journal of the International Organization of Psychophysiology, 83(1), 8–15.
9. Greenberg, R., Pearlman, C. A., & Gampel, D. (1972). War neuroses and the adaptive function of REM sleep. The British journal of medical psychology, 45(1), 27–33.
10. Cartwright, R. D., & Lloyd, S. R. (1994). Early REM sleep: a compensatory change in depression?. Psychiatry research, 51(3), 245–252.
11. de Voogd, L. D., & Hermans, E. J. (2022). Meta-analytic evidence for downregulation

of the amygdala during working memory maintenance. Human brain mapping, 43(9), 2951–2971.

12. de Voogd, L. D., Hermans, E. J., & Phelps, E. A. (2018). Regulating defensive survival circuits through cognitive demand via large-scale network reorganization. Current Opinion in Behavioral Sciences, 24, 124-129.

13. de Voogd, L. D., Kanen, J. W., Neville, D. A., Roelofs, K., Fernández, G., & Hermans, E. J. (2018). Eye-Movement Intervention Enhances Extinction via Amygdala Deactivation. The Journal of neuroscience : the official journal of the Society for Neuroscience, 38(40), 8694–8706.

14. Van Dillen, L. F., Heslenfeld, D. J., & Koole, S. L. (2009). Tuning down the emotional brain: an fMRI study of the effects of cognitive load on the processing of affective images. NeuroImage, 45(4), 1212–1219.

15. Phelps, E. A., & Anderson, A. K. (1997). Emotional memory: what does the amygdala do?. Current biology, 7(5), R311-R314.

16. Bradley, M. M., & Sambuco, N. (2022). Emotional Memory and Amygdala Activation. Frontiers in Behavioral Neuroscience, 16, 896285.

17. Barrett, L. F. (2017). How emotions are made: The secret life of the brain. Pan Macmillan.

18. Jansson-Fröjmark, M., Nordenstam, L., Alfonsson, S., Bohman, B., Rozental, A., & Norell-Clarke, A. (2023). Stimulus control for insomnia: A systematic review and meta-analysis. Journal of Sleep Research, e14002.

19. Bootzin, R. R., Epstein, D., & Wood, J. M. (1991). Stimulus control instructions. Case studies in insomnia, 19-28.

DEPARTURE 2. STRESS

1. Schneiderman, N., Ironson, G., & Siegel, S. D. (2005). Stress and health: psychological, behavioral, and biological determinants. Annual review of clinical psychology, 1, 607–628.

2. Eliot, R. S. (1995). From stress to strength: How to lighten your load and save your life. Bantam.

3. Schwarz, S., Grasmann, D., Schreiber, F., & Stangier, U. (2020). Mental imagery and its relevance for psychopathology and psychological treatment in children and adolescents: A systematic review. International Journal of Cognitive Therapy, 13, 303-327.

4. Blackwell, S. E., & Holmes, E. A. (2017). Brightening the day with flashes of positive mental imagery: a case study of an individual with depression. Journal of Clinical Psychology, 73(5), 579-589.

5. Ji, J. L., Holmes, E. A., & Blackwell, S. E. (2017). Seeing light at the end of the tunnel: Positive prospective mental imagery and optimism in depression. Psychiatry research, 247, 155-162.

6. Morina, N., Lancee, J., & Arntz, A. (2017). Imagery rescripting as a clinical intervention for aversive memories: A meta-analysis. Journal of behavior therapy and experimental psychiatry, 55, 6-15.

7. Gasiorowska, A. (2014). The relationship between objective and subjective wealth is moderated by financial control and mediated by money anxiety. Journal of Economic Psychology, 43, 64-74.

8. O'Neill, B., Sorhaindo, B., Xiao, J. J., & Garman, E. T. (2005). Financially distressed consumers: Their financial practices, financial well-being, and health. Journal of Financial Counseling and Planning, 16(1).

9. Furnham, A., & Argyle, M. (1998). The psychology of money. Psychology Press.

10. Combley, R. (Ed.). (2011). Cambridge business English dictionary. Cambridge University Press.

11. Grubbs, F. E. (1969). Procedures for detecting outlying observations in samples. Technometrics, 11(1), 1-21.

12. Maddala, G. S., & Lahiri, K. (1992). Introduction to econometrics (Vol. 2, p. 525). New York: Macmillan.

13. National Institutes of Health. (2007). Understanding human genetic variation. NIH Curriculum Supplement Series.

14. Marcia, J. E. (1966). Development and validation of ego-identity status. Journal of personality and social psychology, 3(5), 551.

15. Connors, M. H., & Halligan, P. W. (2015). A cognitive account of belief: a tentative road map. Frontiers in psychology, 5, 1588.

16. Corlett, P. R., Taylor, J. R., Wang, X. J., Fletcher, P. C., & Krystal, J. H. (2010). Toward a neurobiology of delusions. Progress in neurobiology, 92(3), 345-369.

17. Hofmann, S. G., Asnaani, A., Vonk, I. J., Sawyer, A. T., & Fang, A. (2012). The Efficacy of Cognitive Behavioral Therapy: A Review of Meta-analyses. Cognitive therapy and research, 36(5), 427–440.

18. Shermer, M. (2012). The believing brain: from spiritual faiths to political convictions–how we construct beliefs and reinforce them as truths. Hachette UK.

19. Franklin, B. (1901). Autobiography of Benjamin Franklin: with introduction and notes. Macmillan Company.

20. Albulescu, P., Macsinga, I., Rusu, A., Sulea, C., Bodnaru, A., & Tulbure, B. T. (2022). "Give me a break!" A systematic review and meta-analysis on the efficacy of micro-breaks for increasing well-being and performance. PloS one, 17(8), e0272460.

21. Sharma, S. R., Gonda, X., Dome, P., & Tarazi, F. I. (2020). What's Love Got to do with it: Role of oxytocin in trauma, attachment and resilience. Pharmacology & therapeutics, 214, 107602.

22. Rigoli, F., & Pezzulo, G. (2022). A reference-based theory of motivation and effort allocation. Psychonomic bulletin & review, 29(6), 2070–2082.

23. Coulmas, F. (2019). Identity: A very short introduction (Vol. 593). Oxford University Press, USA.

24. Marmarosh, C. (2014). Fostering new relational experience: clinical process in couple psychotherapy.Psychotherapy, 511, 1-6

25. Stathopoulou, G., Powers, M. B., Berry, A. C., Smits, J. A. J., & Otto, M. W. (2006). Exercise Interventions for Mental Health: A Quantitative and Qualitative Review. Clinical Psychology: Science and Practice, 13(2), 189.

26. Shapiro, B. (2009). Rekindling pleasure: Seven exercises for opening your heart, reaching out and touching gently. Bioenergetic Analysis, 19(1), 53-84.

27. Eilam, D. (2005). Die hard: A blend of freezing and fleeing as a dynamic defense—implications for the control of defensive behavior. Neuroscience & Biobehavioral Reviews, 29, 1181-1191.

28. Walker, P. (2003). Codependency, trauma and the fawn response. The east bay therapist.

29. Pearlin, L. I., & Bierman, A. (2013). Current issues and future directions in research into the stress process. Handbook of the sociology of mental health, 325-340.

30. Berg, H. (2018). Occam's Razor: From Ockham's via Moderna to Modern Data Science. Science Progress, 101, 261 - 272.

31. Stathopoulou, G., Powers, M. B., Berry, A. C., Smits, J. A. J., & Otto, M. W. (2006). Exercise Interventions for Mental Health: A Quantitative and Qualitative Review. Clinical Psychology: Science and Practice, 13(2), 189.

32. Lu, S., Wei, F., & Li, G. (2021). The evolution of the concept of stress and the framework of the stress system. Cell stress, 5(6), 76–85.

33. Siegel, F. R., & Siegel, F. R. (2015). Stressors on Citizens and Ecosystems: Alleviation Tactics. Countering 21st Century Social-Environmental Threats to Growing Global Populations, 121-136.

34. 김이전, & 정승준. (2002). 통증의 병태생리. J Korean Neurol Assoc, 20(1), 1-7.

35. Gofton, T. (2004). Perioperative Pain Management in the Cardiac Patient. Dalhousie Medical Journal, 32(1).

36. Anwar, K. (2016). Pathophysiology of pain. Disease-a-month, 9(62), 324-329.

37. Selye, H. (1950). Stress and the general adaptation syndrome. British medical journal, 1(4667), 1383.

38. Guduru, R. K. R., Domeika, A., Obcarskas, L., & Ylaite, B. (2022). The ergonomic association between shoulder, neck/head disorders and sedentary activity: A systematic review. Journal of healthcare engineering, 2022.

39. Savadatti, R., & Gaude, G. S. (2011). Effect of forward shoulder posture on forced vital capacity-A co-relational study. Indian Journal of Physical Therapy and Occupational Therapy, 5(2), 119-23.

40. Cohen, S., Murphy, M. L. M., & Prather, A. A. (2019). Ten Surprising Facts About Stressful Life Events and Disease Risk. Annual review of psychology, 70, 577–597.

41. Morgan, J., & Atkin, L. (2016). Expelling Stress for Primary School Teachers: Self-Affirmation Increases Positive Emotions in Teaching and Emotion Reappraisal. International journal of environmental research and public health, 13(5), 500.

DEPARTURE 3. EMOTION

1. Wilson R. E. Jr. (2021, December 16). Say Good-Bye to Future-Tripping and Negative Retrospection. Psychology Today., Retrieved Nov 13, 2023, from https://www.psychologytoday.com/us/blog/the-main-ingredient/202112/say-good-bye-future-tripping-and-negative-retrospection

2. Kellogg, R. T., Chirino, C. A., & Gfeller, J. D. (2020). The complex role of mental time travel in depressive and anxiety disorders: an ensemble perspective. Frontiers in Psychology, 11, 1465.

3. Logan, J. (2018, April 20). 'Future Tripping'. The Current., Retrieved Nov 13, 2023, from https://news.ucsb.edu/2018/018916/future-tripping

4. Pyszczynski, T., Greenberg, J., & Solomon, S. (1997). Why Do We Need What We Need? A Terror Management Perspective on the Roots of Human Social Motivation. Psychological

Inquiry, 8, 1-20.

5. Price, J. (2003). Evolutionary aspects of anxiety disorders. Dialogues in Clinical Neuroscience, 5, 223 - 236.

6. Fitzgerald, J., Phan, K., Kennedy, A., Shankman, S., Langenecker, S., & Klumpp, H. (2017). Prefrontal and amygdala engagement during emotional reactivity and regulation in generalized anxiety disorder. Journal of affective disorders, 218, 398-406.

7. Abbott, J. (2005). Understanding and Managing the Unknown. Journal of Planning Education and Research, 24, 237 - 251.

8. Davey, G., & Wells, A. (2006). Worry and its psychological disorders. Sussex, UK: Wiley.

9. Stern, V. (2009, November/December). Why We Worry. SCIENTIFIC AMERICAN MIND., Retrieved Nov 13, 2023.

10. Eysenck, M., Payne, S., & Santos, R. (2006). Anxiety and depression: Past, present, and future events. Cognition & Emotion, 20(2), 274-294.

11. 예스 24. (2022, August 05). 당신이 우울과 불안을 다루어야 하는 이유., 채널 예스. Retrieved Nov 13, 2023, from https://ch.yes24.com/Article/View/51377

12. French, M. (2023, October 19). Self-sabotage: Why it happens and how to overcome it. Medical News Today., Retrieved Nov 13, 2023, from https://www.medicalnewstoday.com/articles/self-sabotage

13. Roepke, A. M., & Seligman, M. E. (2016). Depression and prospection. The British journal of clinical psychology, 55(1), 23–48.

14. Esaki, M. (2013). Method for Creating Wisdom from Knowledge. In: Carayannis, E.G. (eds) Encyclopedia of Creativity, Invention, Innovation and Entrepreneurship. Springer.

15. Balban, M. Y., Neri, E., Kogon, M. M., Weed, L., Nouriani, B., Jo, B., Holl, G., Zeitzer, J. M., Spiegel, D., & Huberman, A. D. (2023). Brief structured respiration practices enhance mood and reduce physiological arousal. Cell reports. Medicine, 4(1), 100895.

16. Vlemincx, E., Van Diest, I., Lehrer, P. M., Aubert, A. E., & Van den Bergh, O. (2010). Respiratory variability preceding and following sighs: a resetter hypothesis. Biological psychology, 84(1), 82-87.

17. Ramirez J. M. (2014). The integrative role of the sigh in psychology, physiology, pathology, and neurobiology. Progress in brain research, 209, 91–129.

18. LaMotte, S. (2023, March 7). Go ahead and sigh. It's good for you. CNN health., Retrieved Nov 13, 2023, from https://edition.cnn.com/2023/03/07/health/sighing-stress-reduction-wellness/index.html

19. Dimidjian, S., Kleiber, B. V., & Segal, Z. V. (2010). Mindfulness-based cognitive therapy. Cognitive and behavioral theories in clinical practice, 307-331.

20. Vieth, R. (2022). Critique of Public Health Guidance for Vitamin D and Sun Exposure in the Context of Cancer and COVID-19. AntiCancer Research, 42, 5027 - 5034.

21. 임찬영 (2022, January 03). 쉽게 짜증이 난다면?. 정신의학신문., Retrieved Nov 13, 2023, from http://www.psychiatricnews.net/news/articleView.html?idxno=32313

22. Noah, L., Dye, L., Bois De Fer, B., Mazur, A., Pickering, G., & Pouteau, E. (2021). Effect of magnesium and vitamin B6 supplementation on mental health and quality of life in stressed healthy adults: Post-hoc analysis of a randomised controlled trial. Stress and Health, 37(5), 1000-1009.

23. Faryadi, Q. (2012). The magnificent effect of magnesium to human health: a critical review. International Journal of Applied, 2(3), 118-126.Faryadi, Q. (2012). The magnificent

effect of magnesium to human health: a critical review. International Journal of Applied, 2(3), 118-126.

24. 최정연 (2018, May 31) 짜증도 병이다? 내가 계속 짜증나는 이유는?. HiDoc 뉴스., Retrieved Nov 13, 2023, from https://www.hidoc.co.kr/healthstory/news/C0000395953

25. Zaini, N. B. (2013). What Is Insomnia. E-Jurnal Medika Udayana, 2(12), 2061-2076.

26. Motomura, Y., Kitamura, S., Oba, K., Terasawa, Y., Enomoto, M., Katayose, Y., & Mishima, K. (2013). Sleep debt elicits negative emotional reaction through diminished amygdala-anterior cingulate functional connectivity. PloS one, 8(2), e56578.

27. Motomura, Y., Katsunuma, R., Yoshimura, M., & Mishima, K. (2017). Two days' sleep debt causes mood decline during resting state via diminished amygdala-prefrontal connectivity. Sleep, 40(10), zsx133.

28. Saghir, Z., Syeda, J. N., Muhammad, A. S., Abdalla, T. H. B., & Abdalla, T. H. B. (2018). The amygdala, sleep debt, sleep deprivation, and the emotion of anger: a possible connection?. Cureus, 10(7).

29. Nature Korea. (2015, November 12). 공포와 불안감을 조절하는데 관여하는 선조 편도체. Nature., Retrieved Nov 13, 2023, from https://www.natureasia.com/ko-kr/nature/highlights/69598

30. Eske, J. (2023, April 11). What causes irritability?. Medical News Today., Retrieved Nov 13, 2023, from https://www.medicalnewstoday.com/articles/325564

31. Mariotti, A. (2015). The effects of chronic stress on health: new insights into the molecular mechanisms of brain–body communication. Future science OA, 1(3).

32. Williams, R. (2017). Anger as a Basic Emotion and Its Role in Personality Building and Pathological Growth: The Neuroscientific, Developmental and Clinical Perspectives. Frontiers in psychology, 8, 1950.

33. VandenBos, G. R. (Ed.). (2007). APA Dictionary of Psychology. American Psychological Association.

34. Weinstock, C. P. (2023, January 4). All About Boundary Setting: Why Do It and How to Get Better at It. Everyday Health., Retrieved Nov 13, 2023, from https://www.everydayhealth.com/emotional-health/all-about-boundary-setting-why-do-it-and-how-to-get-better-at-it/

35. Odell, C. A.(n.d.) How is Life Tree(ting) You?: Trust, Safety, and Respect - The Importance of Boundaries., Stanford Student Affairs., Retrieved Nov 13, 2023, from https://studentaffairs.stanford.edu/how-life-treeting-you-importance-of-boundaries

36. Cloud, H., & Townsend, J. (2017). *Boundaries updated and expanded edition: When to say yes, how to say no to take control of your life*. Zondervan.

37. Yadav, P. K., Yadav, R. L., & Sapkota, N. K. (2017). Anger; its impact on human body. *Innovare Journal of Health Sciences*, 4(5), 3-5.

38. Manfredi, P., & Taglietti, C. (2022). A psychodynamic contribution to the understanding of anger-The importance of diagnosis before treatment. Research in Psychotherapy: Psychopathology, Process, and Outcome, 25(2).

39. Helen Brown. (2021, August 24). 11 Anger Management Therapy Techniques and Interventions. Positive Psychology., Retrieved Nov 13, 2023, from https://positivepsychology.com/anger-management-therapy/#interventions

40. Fincham, G. W., Strauss, C., Montero-Marin, J., & Cavanagh, K. (2023). Effect of breathwork on stress and mental health: A meta-analysis of randomised-controlled trials. Scientific Reports, 13(1), 432.

41. Bryan E. Robinson. (2020, April 26). The 90-Second Rule That Builds Self-Control. Psychology Today., Retrieved Nov 13, 2023, from https://www.psychologytoday.com/us/blog/the-right-mindset/202004/the-90-second-rule-builds-self-control

42. Susan Biali Haas. (2013, April 30). If You Set a Boundary, Expect to Deal with Anger. Psychology Today., Retrieved Nov 13, 2023, from https://www.psychologytoday.com/intl/blog/prescriptions-life/201304/if-you-set-boundary-expect-deal-anger

43. Kreiner, G. E., Hollensbe, E. C., & Sheep, M. L. (2009). Balancing borders and bridges: Negotiating the work-home interface via boundary work tactics. Academy of management journal, 52(4), 704-730.

44. Krivzov, J., Hannon, D., & Meganck, R. (2021). Approaching psychotherapy case studies in a metasynthesis: Deficit vs. conflict in treatment of medically unexplained symptoms. In Qualitative Research Methods in Mental Health: Innovative and Collaborative Approaches, 37-63.

45. Frank, G. (1996). Conflict and deficit: Two theories or one?.

46. Fleming, J. (1967). Teaching the basic skills of psychotherapy. Archives of general psychiatry, 16(4), 416-26.

47. Lye, C. (2020). Identity Politics, Criticism, and Self-Criticism. South Atlantic Quarterly, 119(4), 701-714.

48. Beron, L. (1944). Fathers as clients of a child guidance clinic. Smith College Studies in Social Work, 14(4), 351-366.

49. Costa, A. L., & Kallick, B. (2000). Describing 16 habits of mind. Habits of Mind: A developmental series. Alexandria, VA.

50. Neff, K., & Germer, C. (2018). The mindful self-compassion workbook: A proven way to accept yourself, build inner strength, and thrive. Guilford Publications.

51. Neff, K. D., & Dahm, K. A. (2015). Self-compassion: What it is, what it does, and how it relates to mindfulness. Handbook of mindfulness and self-regulation, 121-137.

52. Schlechter, P., König, M., McNally, R. J., & Morina, N. (2023). Crying over spilled milk? A network analysis of aversive well-being comparison, brooding rumination and depressive symptoms. Journal of Affective Disorders, 339, 520-530.

DEPARTURE 4. LIFESTYLE

1. Shechter, A., Quispe, K. A., Mizhquiri Barbecho, J. S., Slater, C., & Falzon, L. (2020). Interventions to reduce short-wavelength ("blue") light exposure at night and their effects on sleep: A systematic review and meta-analysis. Sleep Advances, 1(1), zpaa002.

2. West, K. E., Jablonski, M. R., Warfield, B., Cecil, K. S., James, M., Ayers, M. A., & Brainard, G. C. (2011). Blue light from light-emitting diodes elicits a dose-dependent suppression of melatonin in humans. Journal of applied physiology.

3. Touitou, Y., Reinberg, A., & Touitou, D. (2017). Association between light at night, melatonin secretion, sleep deprivation, and the internal clock: Health impacts and mechanisms of circadian disruption. Life sciences, 173, 94-106.

4. Obayashi, K., Saeki, K., & Kurumatani, N. (2014). Association between light exposure at night and insomnia in the general elderly population: the HEIJO-KYO cohort. Chronobiology international, 31(9), 976-982.

5. van der Schuur, W. A., Baumgartner, S. E., Sumter, S. R., & Valkenburg, P. M. (2018). Media multitasking and sleep problems: A longitudinal study among adolescents. Computers in Human Behavior, 81, 316-324.

6. Spielman, A. J., Caruso, L. S., & Glovinsky, P. B. (1987). A behavioral perspective on insomnia treatment. Psychiatric Clinics of North America, 10(4), 541-553.

7. Riemann, D., Kloepfer, C., & Berger, M. (2009). Functional and structural brain alterations in insomnia: implications for pathophysiology. European Journal of Neuroscience, 29(9), 1754-1760.

8. Armstrong, D. M. (1975). Beliefs and Desires as Causes of Action: A Reply to Donald Davidson. Philosophical Papers, 4(1), 1-7.

9. Berkeley Psychology. (n. d.). Sleep Scientist Warns Against Walking Through Life 'In An Underslept State'. Retrieved Nov 13, 2023, from https://psychology.berkeley.edu/news/sleep-scientist-warns-against-walking-through-life-underslept-state

10. Kim, M. J., Lee, J. H., & Duffy, J. F. (2013). Circadian rhythm sleep disorders. Journal of clinical outcomes management: JCOM, 20(11), 513.

11. Booker, L. A., Magee, M., Rajaratnam, S. M., Sletten, T. L., & Howard, M. E. (2018). Individual vulnerability to insomnia, excessive sleepiness and shift work disorder amongst healthcare shift workers. A systematic review. Sleep medicine reviews, 41, 220-233.

12. Larsgård, B., & Saksvik-Lehouillier, I. (2017). The predictive power of personality traits on insomnia symptoms: A longitudinal study of shift workers. Personality and Individual Differences, 115, 35-42.

13. Andreatta, G. & Allen, C, N. (2021, November 30). Circadian Rhythm: How neurons adjust to diurnality. eLife., Retrieved Nov 13, 2023, from https://elifesciences.org/articles/74704

14. Summer, J. & Rehman, A. (2022, June 03). What is Orthosomnia?. Sleep Foundation., Retrieved Nov 13, 2023, from https://www.sleepfoundation.org/orthosomnia

15. Benca, R., Duncan, M. J., Frank, E., McClung, C., Nelson, R. J., & Vicentic, A. (2009). Biological rhythms, higher brain function, and behavior: Gaps, opportunities, and challenges. Brain research reviews, 62(1), 57-70.

16. Wright, K. P., Lowry, C. A., & LeBourgeois, M. K. (2012). Circadian and wakefulness-sleep modulation of cognition in humans. Frontiers in molecular neuroscience, 5, 50.

17. Cochrane, D. J. (2004). Alternating hot and cold water immersion for athlete recovery: a review. Physical therapy in sport, 5(1), 26-32.

18. Franken, P., & Dijk, D. J. (2009). Circadian clock genes and sleep homeostasis. European Journal of Neuroscience, 29(9), 1820-1829.

19. Editorial Contributors. (2021, March 13). What Happens to Your Body When You Sleep?. Web MD., Retrieved Nov 13, 2023, from https://www.webmd.com/sleep-disorders/what-happens-body-during-sleep

20. Greaney, J. L., Kenney, W. L., & Alexander, L. M. (2016). Sympathetic regulation during thermal stress in human aging and disease. Autonomic neuroscience : basic & clinical, 196, 81–90.

21. 양동주. (2017, November 20). 수면 연구의 최전선, 스탠퍼드식 최고의 수면법. 비온뒤., Retrieved Nov 13, 2023, from https://www.aftertherain.kr/commentary/?work=view&idx=20711&cate=10k0

22. Sandoiu, A. (2019, July 22). When's the best time to take a warm bath for better sleep?.

Medical News Today., Retrieved Nov 13, 2023, from https://www.medicalnewstoday.com/articles/325818

23. Chiba, S., Yagi, T., Ozone, M., Matsumura, M., Sekiguchi, H., Ganeko, M., Uchida, S., & Nishino, S. (2018). High rebound mattress toppers facilitate core body temperature drop and enhance deep sleep in the initial phase of nocturnal sleep. PloS one, 13(6), e0197521.

24. Pacheco, D. (2023, June 16). Showering Before Bed. Sleep Foundation., Retrieved Nov 13, 2023, from https://www.sleepfoundation.org/sleep-hygiene/shower-before-bed

25. Gill, S. (2018, March 6). Is sleeping with socks on good for you?. Medical News Today., Retrieved Nov 13, 2023, from https://www.medicalnewstoday.com/articles/321125

26. Suni, E. (2022, June 10). Sleeping With Socks On. Sleep Foundation., Retrieved Nov 13, 2023, from https://sleepfoundation.org/sleep-hygiene/sleeping-with-socks-on

27. Harding, E. C., Franks, N. P., & Wisden, W. (2019). The temperature dependence of sleep. Frontiers in neuroscience, 13, 336.

28. Stich, F. M., Huwiler, S., D'Hulst, G., & Lustenberger, C. (2022). The potential role of sleep in promoting a healthy body composition: underlying mechanisms determining muscle, fat, and bone mass and their association with sleep. Neuroendocrinology, 112(7), 673-701.

29. Kenny, G. P., & McGinn, R. (2017). Restoration of thermoregulation after exercise. Journal of Applied Physiology, 122(4), 933-944.

30. Nunez, K. (2020, July 09). Can Exercising Before Bed Affect Your Sleep?. Healthline., Retrieved Nov 13, 2023, from https://www.healthline.com/health/working-out-before-bed

31. Pacheco, D. & Rehman, A. (2023 October 11). What's the Best Time of Day to Exercise for Sleep?. Sleep Foundation., Retrieved Nov 13, 2023, from https://www.sleepfoundation.org/physical-activity/best-time-of-day-to-exercise-for-sleep

32. Sleep Center of Middle Tennessee. (2023, January 12). Is It Bad to Exercise Before Bed? Putting The Question to Rest. Sleep Centers., Retrieved Nov 13, 2023, from https://sleepcenterinfo.com/blog/is-it-bad-to-exercise-before-bed/

33. Pääkkönen, T., & Leppäluoto, J. (2002). Cold exposure and hormonal secretion: a review. International journal of circumpolar health, 61(3), 26

34. Abraham, M. (2022, September 06). How to Stop Obsessive Thoughts and Anxiety. CalmClinic., Retrieved Nov 13, 2023, from https://www.calmclinic.com/anxiety/signs/obsessive-thoughts

35. Anxiety & Depression Association of America. (2021, September 18). What's Normal and What's Not?. Retrieved Nov 13, 2023, from https://adaa.org/understanding-anxiety/obsessive-compulsive-disorder/just-for-teens/whats-normal-whats-not

36. Watson, K. (2019, July 30). How Long Can You Go Without Peeing?. Healthline., Retrieved Nov 13, 2023, from https://healthline.com/health/how-long-can-you-go-without-peeing

37. Kelly L. Stratton. (2023, July 01). Urinating more at night. MedlinePlus., Retrieved Nov 13, 2023, from https://medlineplus.gov/ency/article/003141.htm

38. Villazon, L. (n. d.). How long can a human go without peeing?. BBC Science Focus., Retrieved Nov 13, 2023, from https://www.sciencefocus.com/the-human-body/how-long-can-a-human-go-without-peeing

39. Cleveland Clinic. (2022, June 22). Is It Healthy To Drink Water Before Bed?. Healthessentials., Retrieved Nov 13, 2023, from https://health.clevelandclinic.org/drink-water-before-bed/

40. 강석기.(2021,December 28). "아데노신과 카페인의 두 얼굴"., Retrieved Nov 13, 2023, from http://m.dongascience.com/news.php?idx=51331

41. healthline. (2020, March 19). What Is a Caffeine Crash? Plus 4 Tips for How to Avoid It., Retrieved Nov 13, 2023, from https://www.healthline.com/nutrition/caffeine-

42. Golick, A.)2021, March 02). What Does a Caffeine Crash Feel Like? | Drink Marquis,. Retrieved Nov 13, 2023, from https://drinkmarquis.com/blogs/marquis-world/how-to-get-caffeine-without-the-crash

43. Mendelson, J. H., Sholar, M. B., Goletiani, N., Siegel, A. J., & Mello, N. K. (2005). Effects of low- and high-nicotine cigarette smoking on mood states and the HPA axis in men. *Neuropsychopharmacology : official publication of the American College of Neuropsychopharmacology*, 30(9), 1751–1763. https://doi.org/10.1038/sj.npp.1300753

44. Griesar, W. S., Zajdel, D. P., & Oken, B. S. (2002). Nicotine effects on alertness and spatial attention in non-smokers. *Nicotine & tobacco research*, 4(2), 185-194.

45. MedicalNewsToday. (2023, june 19) How long does nicotine keep you awake? Retrieved Nov 13, 2023, from https://www.medicalnewstoday.com/articles/how-long-does-nicotine-keep-you-awake

46. PhD, A. N., Rhee, J. U., Haynes, P., Chakravorty, S., Patterson, F., Killgore, W. D. S., Gallagher, R. A., Hale, L., Branas, C., Carrazco, N., Alfonso-Miller, P., Gehrels, J. A., & Grandner, M. A. (2021). Smoke at night and sleep worse? The associations between cigarette smoking with insomnia severity and sleep duration. *Sleep health*, 7(2), 177–182. https://doi.org/10.1016/j.sleh.2020.10.006

47. Amelia Nierenberg. (2022, Jan 25) Why Does Alcohol Mess With My Sleep?, Retrieved Nov 13, 2023, from https://www.nytimes.com/2022/01/25/well/mind/alcohol-drinking-sleep.html

48. PETER ATTIA. Alcohol & Sleep.,Retrieved Nov 13, 2023, from https://peterattiamd.com/category/sleep/alcohol-sleep

49. Walker,M. why we sleep., Retrieved Nov 13, 2023, from https://lewishowes.com/podcast/the-bad-habits-that-are-ruining-your-sleep-with-dr-matthew-walker/

50. Pacheco, D. & Singh, A. (2023, November 8) Alcohol and Sleep. Retrieved Nov 13, 2023, from https://www.sleepfoundation.org/nutrition/alcohol-and-sleep

51. 정도언. (1995) 수면장애의 진단과 치료. 가정의학회지 제16권 11호

52. Stein, M. D., & Friedmann, P. D. (2005). Disturbed sleep and its relationship to alcohol use. *Substance abuse*, 26(1), 1–13. https://doi.org/10.1300/j465v26n01_01

53. Chakravorty, S., Chaudhary, N. S., & Brower, K. J. (2016). Alcohol dependence and its relationship with insomnia and other sleep disorders. *Alcoholism: Clinical and Experimental Research*, 40(11), 2271-2282.

54. Quertemont, E., & Didone, V. (2006). Role of acetaldehyde in mediating the pharmacological and behavioral effects of alcohol. *Alcohol research & health : the journal of the National Institute on Alcohol Abuse and Alcoholism*, 29(4), 258–265.

55. Rajendram, R., Rajendram, R., & Preedy, V. R. (2016). Acetaldehyde: A Reactive Metabolite. In *Neuropathology of Drug Addictions and Substance Misuse* (pp. 552-562). Academic Press.

56. Cui, J., Liu, Y., Chang, X., Gou, W., Zhou, X., Liu, Z., Li, Z., Wu, Y., & Zuo, D. (2019). Acetaldehyde Induces Neurotoxicity *In Vitro* via Oxidative Stress- and Ca2+ Imbalance-Mediated Endoplasmic Reticulum Stress. *Oxidative medicine and cellular longevity*, 2019,

323

2593742. https://doi.org/10.1155/2019/2593742

57. Tong, M., Longato, L., Nguyen, Q. G., Chen, W. C., Spaisman, A., & de la Monte, S. M. (2011). Acetaldehyde-mediated neurotoxicity: relevance to fetal alcohol spectrum disorders. *Oxidative Medicine and Cellular Longevity, 2011.*

58. Garcia, A. N., & Salloum, I. M. (2015). Polysomnographic sleep disturbances in nicotine, caffeine, alcohol, cocaine, opioid, and cannabis use: a focused review. *The American journal on addictions, 24*(7), 590-598.

59. Rivera, H.D & Balasanova, A. (2020, December)., What Is a Substance Use Disorder?, Retrieved Nov 13, 2023, from https://www.psychiatry.org/patients-families/addiction-substance-use-disorders/what-is-a-substance-use-disorder

60. US Department of Health and Human Services. (2021). Substance use and cooccurring mental disorders. *National Institute of Mental Health. Retrieved June, 22,* 2022.

61. Meredith, S. E., Juliano, L. M., Hughes, J. R., & Griffiths, R. R. (2013). Caffeine Use Disorder: A Comprehensive Review and Research Agenda. *Journal of caffeine research, 3*(3), 114–130. https://doi.org/10.1089/jcr.2013.0016

62. Krans, B. (2019, August 6) Why Alcohol, Nicotine Disrupt Your Sleep More Than Coffee.,Retrieved Nov 13, 2023, from https://www.healthline.com/health-news/it-might-not-be-the-coffee-that-causes-you-to-wake-up-during-the-night

63. Better Health. drink less., Retrieved Nov 13, 2023, from https://www.nhs.uk/better-health/drink-less/

64. Institute of Medicine (US). Committee on Military Nutrition Research. (2001). *Caffeine for the sustainment of mental task performance: formulations for military operations.* National Academy Press.

65. Medmate. Understanding The Pro's And Con's Of Caffeine., Retrieved Nov 13, 2023, from https://medmate.com.au/news/understanding-the-pros-and-cons-of-caffeine/

66. Cai, Y., Liu, Y., Wu, Z., Wang, J., & Zhang, X. (2023). Effects of Diet and Exercise on Circadian Rhythm: Role of Gut Microbiota in Immune and Metabolic Systems. *Nutrients, 15*(12), 2743.

67. Koop, S., & Oster, H. (2022). Eat, sleep, repeat–endocrine regulation of behavioural circadian rhythms. *The FEBS journal, 289*(21), 6543-6558.

68. Huether, G., Kochen, W., Simat, T. J., & Steinhart, H. (Eds.). (2012). *Tryptophan, serotonin, and melatonin: Basic aspects and applications* (Vol. 467). Springer Science & Business Media.

69. Ding, F., O'Donnell, J., Xu, Q., Kang, N., Goldman, N., & Nedergaard, M. (2016). Changes in the composition of brain interstitial ions control the sleep-wake cycle. *Science (New York, N.Y.), 352*(6285), 550–555. https://doi.org/10.1126/science.aad4821

70. National Sleep Foundation. (2020, October 28) What Is Sleep Quality? Retrieved Nov 13, 2023, from https://www.thensf.org/what-is-sleep-quality/

71. Peters.B. (2022, July 30) How to Improve Your Sleep Efficiency Retrieved Nov 13, 2023, from https://www.verywellhealth.com/sleep-efficiency-3014912

72. Reynold, A. M., Bowles, E. R., Saxena, A., Fayad, R., & Youngstedt, S. D. (2014). Negative Effects of Time in Bed Extension: A Pilot Study. *Journal of sleep medicine and disorders, 1*(1), 1002.

73. Miller, C. B., Espie, C. A., Epstein, D. R., Friedman, L., Morin, C. M., Pigeon, W. R., ... & Kyle, S. D. (2014). The evidence base of sleep restriction therapy for treating insomnia

disorder. *Sleep medicine reviews*, *18*(5), 415-424.

74. Peters, B.(2022, June 19) Don't Lie Awake in Bed at Night., What Is Sleep Quality? Retrieved Nov 13, 2023, from https://www.verywellhealth.com/30-days-to-better-sleep-dont-lie-awake-in-bed-at-night-3969250

75. McGann, J. P. (2015). Associative learning and sensory neuroplasticity: how does it happen and what is it good for?. *Learning & Memory*, *22*(11), 567-576.

76. Park, I., Díaz, J., Matsumoto, S., Iwayama, K., Nabekura, Y., Ogata, H., ... & Vogt, K. E. (2021). Exercise improves the quality of slow-wave sleep by increasing slow-wave stability. *Scientific reports*, *11*(1), 4410.

77. Roenneberg, T., Kantermann, T., Juda, M., Vetter, C., & Allebrandt, K. V. (2013). Light and the human circadian clock. *Circadian clocks*, 311-331.

78. Panksepp, J. (2010). Affective neuroscience of the emotional BrainMind: evolutionary perspectives and implications for understanding depression. Dialogues in Clinical Neuroscience, 12, 533 - 545. https://doi.org/10.31887/DCNS.2010.12.4/jpanksepp.

79. Oatley, K. (1970). Brain Mechanisms and Motivation. Nature, 225, 797-801. https://doi.org/10.1038/225797A0.

80. De Pasquale, C., El Kazzi, M., Sutherland, K., Dissanayake, H., Vincent, G., & Bin, Y. (2022). P023 Defining sleep hygiene in the scientific literature: A bibliographic review of observational studies. *Sleep Advances*, *3*(Supplement_1), A39-A39.

81. Smolensky, M. H., Hermida, R. C., & Portaluppi, F. (2017). Circadian mechanisms of 24-hour blood pressure regulation and patterning. *Sleep medicine reviews*, *33*, 4-16.

82. Heid, M. (2023, May 19) What Is Jet Lag? Symptoms, Causes, Treatment, and Prevention., Retrieved Nov 13, 2023, from https://www.everydayhealth.com/sleep/jet-lag/guide/

83. Cleveland Clinic. (2021, June 13) Jet Lag., Retrieved Nov 13, 2023, from https://my.clevelandclinic.org/health/diseases/12781-jet-lag

84. Wittmann, M., Dinich, J., Merrow, M., & Roenneberg, T. (2006). Social jetlag: misalignment of biological and social time. *Chronobiology international*, *23*(1-2), 497-509.

85. Nauts, S., Kamphorst, B. A., Stut, W., De Ridder, D. T., & Anderson, J. H. (2019). The explanations people give for going to bed late: A qualitative study of the varieties of bedtime procrastination. *Behavioral sleep medicine*, *17*(6), 753-762.

DEPARTURE 5. BEDROOM AMBIENCE

1. Harding, E. C., Franks, N. P., & Wisden, W. (2019). The Temperature Dependence of Sleep. Frontiers in neuroscience, 13, 336.

2. Wang, Y., Liu, Y., Song, C., & Liu, J. (2015). Appropriate indoor operative temperature and bedding micro climate temperature that satisfies the requirements of sleep thermal comfort. Building and Environment, 92, 20-29.

3. Berglund, B., Lindvall, T., Schwela, D. H., & World Health Organization. (1999). Guidelines for community noise.

4. Nian, H., Ding, S., Feng, Y., Liu, H., Li, J., Li, X., Zhang, R., & Bao, J. (2023). Effect of Noise and Music on Neurotransmitters in the Amygdala: The Role Auditory Stimuli Play in Emotion Regulation. Metabolites, 13(8), 928.

5. Murai, S., Yang, A. N., Hiryu, S., & Kobayasi, K. I. (2021). Music in Noise: Neural

Correlates Underlying Noise Tolerance in Music-Induced Emotion. Cerebral cortex communications, 2(4), tgab061.

6. Mir, M., Nasirzadeh, F., Bereznicki, H., Enticott, P., & Lee, S. (2022). Investigating the effects of different levels and types of construction noise on emotions using EEG data. Building and Environment, 225, 109619.

7. Hume, K. (2010). Sleep disturbance due to noise: Current issues and future research. Noise and Health, 12(47), 70.

8. Halperin D. (2014). Environmental noise and sleep disturbances: A threat to health?. Sleep science (Sao Paulo, Brazil), 7(4), 209–212.

9. Riedy, S. M., Smith, M. G., Rocha, S., & Basner, M. (2021). Noise as a sleep aid: A systematic review. Sleep Medicine Reviews, 55, 101385.

10. Bedrosian, T. A., Vaughn, C. A., Galan, A., Daye, G., Weil, Z. M., & Nelson, R. J. (2013). Nocturnal light exposure impairs affective responses in a wavelength-dependent manner. Journal of Neuroscience, 33(32), 13081-13087.

11. Nelson, D. E., & Takahashi, J. S. (1991). Sensitivity and integration in a visual pathway for circadian entrainment in the hamster (Mesocricetus auratus). The Journal of physiology, 439(1), 115-145.

12. Cajochen, C., Zeitzer, J. M., Czeisler, C. A., & Dijk, D. J. (2000). Dose-response relationship for light intensity and ocular and electroencephalographic correlates of human alertness. Behavioural brain research, 115(1), 75-83.

13. Stokes, D. (Ed.). (2015). Perception and its modalities. Oxford University Press, USA.

14. Mason, I. C., Grimaldi, D., Reid, K. J., Warlick, C. D., Malkani, R. G., Abbott, S. M., & Zee, P. C. (2022). Light exposure during sleep impairs cardiometabolic function. Proceedings of the National Academy of Sciences, 119(12), e2113290119.

15. Zhang, Z., Wang, H. J., Wang, D. R., Qu, W. M., & Huang, Z. L. (2017). Red light at intensities above 10 lx alters sleep–wake behavior in mice. Light: Science & Applications, 6(5), e16231-e16231.

16. Harvard Health Publishing. (2020, July 07). What is blue light? The effect blue light has on your sleep and more. Retrieved Nov 13, 2023, from https://health.harvard.edu/staying-healthy/blue-light-has-a-dark-side

17. Pacheco, D & Rehman, A. (2023, November 8). An in-depth look at how each aspect of your bedroom setting influences how well you sleep. Sleep Foundation., Retrieved Nov 13, 2023, from https://www.sleepfoundation.org/bedroom-environment

18. Zhao, J., Tian, Y., Nie, J., Xu, J., & Liu, D. (2012). Red light and the sleep quality and endurance performance of Chinese female basketball players. Journal of athletic training, 47(6), 673–678.

19. Wood, B., Rea, M. S., Plitnick, B., & Figueiro, M. G. (2013). Light level and duration of exposure determine the impact of self-luminous tablets on melatonin suppression. Applied ergonomics, 44(2), 237-240.

20. Tähkämö, L., Partonen, T., & Pesonen, A. K. (2019). Systematic review of light exposure impact on human circadian rhythm. Chronobiology international, 36(2), 151–170.

21. Sarkar, D. (2020). A review of behavioral tests to evaluate different types of anxiety and anti-anxiety effects. Clinical Psychopharmacology and Neuroscience, 18(3), 341.

22. Knutson, K. L., Phelan, J., Paskow, M. J., Roach, A., Whiton, K., Langer, G., ... & Hirshkowitz, M. (2017). The National Sleep Foundation's sleep health index. Sleep health,

3(4), 234-240.

23. Zhang, J. (2019). Secrets of the brain: an introduction to the brain anatomical structure and biological function. arXiv preprint arXiv:1906.03314.

24. Daniels, J. K., & Vermetten, E. (2016). Odor-induced recall of emotional memories in PTSD–review and new paradigm for research. Experimental neurology, 284, 168-180.

25. Ferrari, M. C., Capitania-Kwok, T., & Chivers, D. P. (2006). The role of learning in the acquisition of threat-sensitive responses to predator odours. Behavioral Ecology and Sociobiology, 60, 522-527.

26. 이해나. (2021, June 11). " 악취 오래 맡으면 면역력 떨어져". 헬스조선., Retrieved Nov 13, 2023, from https://m.health.chosun.com/svc/news_view.html?contid=2021061101562

27. Virginia Department of Health. (2018, January). Frequently Asked Questions About Environmental Odors. Retrieved Nov 13, 2023. from https://www.atsdr.cdc.gov/odors/index.html

28. Hoenen, M., Wolf, O. T., & Pause, B. M. (2017). The impact of stress on odor perception. Perception, 46(3-4), 366-376.

29. Schulman, J, S. (2020, September 8). What Is Nose Blindness and How Can It Affect You?. Healthline., Retrieved Nov 13, 2023, from https://healthline.com/health/nose-blindness

30. Victoria State Government Department of Health. (2014, August 21). Anosmia - loss of smell. Better Health Channel., Retrieved Nov 13, 2023, from https://www.betterhealth.vic.gov.au/health/conditionsandtreatments/anosmia-loss-of-smell#rpl-skip-link

31. Dalton, P., & Wysocki, C. J. (1996). The nature and duration of adaptation following long-term odor exposure. Perception & psychophysics, 58(5), 781–792.

32. Larsen, S. T., Wolkoff, P., Hammer, M., Kofoed-Sørensen, V., Clausen, P. A., & Nielsen, G. D. (2013). Acute airway effects of airborne formaldehyde in sensitized and non-sensitized mice housed in a dry or humid environment. Toxicology and applied pharmacology, 268(3), 294-299.

33. Elaine K. Luo. (2019, June 15). How does humidity affect asthma?. Medical News Today., Retrieved Nov 13, 2023, from https://www.medicalnewstoday.com/articles/325474

34. Nationwide Children's. (2012, June 06). Study: Why Hot, Humid Air Triggers Symptoms in Patients with Mild Asthma. Retrieved Nov 13, 2023, from https://www.nationwidechildrens.org/newsroom/news-releases/2012/06/study-why-hot-humid-air-triggers-symptoms-in-patients-with-mild-asthma

35. Asthma Foundation Northern Territory. (2021, December 22). Humidity & Asthma. Retrieved Nov 13, 2023, from https://asthmant.org.au/news/humidity-and-asthma/

36. Jensena, J. L., & Barkvoll, P. (1998). Clinical implications of the dry mouth: oral mucosal diseases. Annals of the New York Academy of Sciences, 842(1), 156-162.

37. Bloch, K. E., Li, Y., Sackner, M. A., & Russi, E. W. (1997). Breathing pattern during sleep disruptive snoring. European Respiratory Journal, 10(3), 576-586.

38. Cao, T., Lian, Z., Ma, S., & Bao, J. (2021). Thermal comfort and sleep quality under temperature, relative humidity and illuminance in sleep environment. Journal of Building Engineering, 43, 102575.

39. Pacheco, D & Rehman, A. (2022, June 24). Humidity and Sleep. Sleep Foundation., Retrieved Nov 13, 2023, from https://www.sleepfoundation.org/bedroom-environment/humidity-and-sleep

오늘 밤,
당신의 도착지는
숙면입니다

초판 1쇄 2023년 11월 30일

지은이 | 브레이너 제이

발행인 | 박장희
부문대표 | 정철근
제작총괄 | 이정아
편집장 | 조한별
책임편집 | 최민경

디자인 | studio forb
일러스트 | 이지원, 에스옴니

발행처 | 중앙일보에스(주)
주소 | (03909) 서울시 마포구 상암산로 48-6
등록 | 2008년 1월 25일 제 2014-000178호
문의 | jbooks@joongang.co.kr
홈페이지 | jbooks.joins.com
네이버 포스트 | post.naver.com/joongangbooks
인스타그램 | @j__books

ⓒ브레이너 제이, 2023

ISBN 978-89-278-8011-0 03510